El Plan Maestro del Cerebro de Auto-Sanación

Una Guía Diaria para Entrenar tu Cerebro para la Salud a Largo Plazo

Por Joe Correa

Publicado por Live Stronger Faster

Primera edición

Tabla de Contenido

Introducción

El cerebro humano es la farmacia, el laboratorio y el instrumento de sanación más poderoso jamás creado. Cada pensamiento, emoción y decisión que experimentas envía señales químicas a todo tu cuerpo que pueden promover la enfermedad o restaurar la salud. En el pasado, la sanación se veía como algo que ocurría en el cuerpo, no como algo que comenzaba en la mente. Pero la ciencia ahora revela que el cerebro no es un observador pasivo: es el director de toda la sinfonía de salud del cuerpo. **El Plan Maestro del Cerebro de Auto-Sanación** es tu guía diaria para comprender y utilizar este poder de manera intencional, ofreciéndote un mapa para prevenir enfermedades, revertir daños y mantener la vitalidad mental y física durante toda la vida.

Durante siglos, los seres humanos han buscado la sanación a través de medios externos: medicina, cirugía y sustancias que intentan reparar lo que está roto. Sin embargo, dentro de cada uno de nosotros existe un sistema infinitamente inteligente y capaz de repararse cuando se le proporciona el entorno adecuado. Cada latido del corazón, cada respiración y cada reparación celular está orquestada por la comunicación del cerebro con el cuerpo. Lo que muchas personas no comprenden es que esta comunicación puede entrenarse, mejorarse y optimizarse mediante prácticas mentales diarias, nutrición, movimiento y equilibrio emocional. El resultado no es solo la ausencia de enfermedad, sino la presencia de energía sostenida, claridad mental y resiliencia.

Tu cerebro funciona como una supercomputadora que constantemente escanea señales de seguridad o amenaza. Cuando percibe peligro—ya sea por una lesión física, un pensamiento estresante o una herida emocional no resuelta—activa la respuesta de lucha o huida, inundando el cuerpo con hormonas del estrés. Estas hormonas son útiles a corto plazo, pero destructivas con el tiempo. El estrés crónico reprograma tu cerebro para permanecer en modo de alerta, apagando la digestión, debilitando el sistema inmunológico y acelerando el envejecimiento. El proceso de auto-sanación comienza cuando vuelves a entrenar tu cerebro para interpretar el mundo de manera diferente: responder con calma en lugar de caos, con enfoque en lugar de miedo. Esta es la base del plan.

La sanación no es un milagro; es un proceso de alineación. Cada pensamiento libera neuroquímicos. Cada respiración afecta tu ritmo cardíaco. Cada elección envía instrucciones a tus genes. Con el tiempo, estas decisiones microscópicas forman la arquitectura de tu salud. Tu cuerpo se convierte en el registro físico de tus pensamientos y emociones más repetidos. Al aprender a dirigir conscientemente este proceso, literalmente puedes enseñar a tu cuerpo a sanarse a sí mismo. La neurociencia moderna llama a esto **neuroplasticidad**: la capacidad del cerebro para reorganizarse y reconectarse basándose en experiencias repetidas. Esto significa que nunca estás atrapado. Tu cerebro puede cambiar su estructura, su química e incluso su expresión genética para alinearse con el estado de ser que deseas.

Imagina despertarte cada día sabiendo que tu cerebro posee las herramientas para reparar y optimizar tu cuerpo. Puedes fortalecer tu sistema inmunológico, equilibrar tus hormonas, reducir la inflamación e incluso mejorar tu digestión y tu sueño simplemente entrenando tu mente. Este libro te enseñará cómo convertir estas verdades científicas en hábitos diarios prácticos. A través de ejercicios de respiración, atención plena, visualización y prácticas de neuroplasticidad autodirigidas, construirás una base para una vitalidad a largo plazo. También descubrirás los componentes emocionales y espirituales de la auto-sanación: el lenguaje interno de la paz, la gratitud y la creencia que transforma los pensamientos en medicina.

El viaje de la auto-sanación comienza con la conciencia. La mayoría de las personas vive desconectada de sus propias señales internas, adormeciendo el dolor, ignorando la intuición y confundiendo el estrés con productividad. Pero una vez que aprendes a sintonizar con tu interior, obtienes acceso a un sistema de retroalimentación en tiempo real que te dice exactamente lo que tu cuerpo necesita. Tu cerebro está constantemente ajustando la presión arterial, liberando hormonas y produciendo neurotransmisores para mantener el equilibrio. Cuando alineas tu mentalidad, tu respiración y tus rutinas diarias con esta inteligencia interna, amplificas la respuesta natural de sanación del cerebro. Comienzas a vivir en coherencia, donde el corazón, el cerebro y el cuerpo se comunican en armonía.

A lo largo de este plan maestro, explorarás herramientas basadas en evidencia científica y sabiduría ancestral que convergen en una verdad atemporal: la sanación comienza en la mente. Estudios en epigenética muestran que tus pensamientos y emociones pueden activar o desactivar genes relacionados con enfermedades. La investigación sobre la atención plena demuestra reducciones medibles en la presión arterial, el cortisol y el dolor crónico. La visualización y la creencia han demostrado acelerar la recuperación después de cirugías, traumas y enfermedades. Nada de esto es coincidencia: es el resultado de la capacidad del cerebro para traducir la conciencia en biología.

Cada capítulo de este libro servirá como un paso práctico hacia el dominio del arte de la auto-sanación. Aprenderás a desarrollar una rutina matutina para reiniciar tu cerebro y preparar la química de tu cuerpo para el día. Explorarás prácticas nocturnas que activan el sistema nervioso parasimpático para reparar células y promover un sueño profundo. Descubrirás cómo la nutrición, el movimiento y los estados emocionales positivos alimentan tus neuronas y prolongan tu longevidad. También integrarás técnicas de reflexión que entrenan tu cerebro para liberar viejos patrones emocionales que te mantienen atrapado en ciclos de estrés y fatiga.

La sanación no es lineal; es cíclica, rítmica y personal. Habrá días en los que el progreso parezca invisible y otros en los que los avances se sientan extraordinarios. La clave es la constancia. El cerebro aprende a través de la repetición, no de la intensidad. Cada vez que eliges la calma en lugar de la ira, la gratitud en lugar de la frustración y el enfoque en lugar de la distracción, fortaleces los circuitos neuronales que promueven la sanación. Con el tiempo, estas pequeñas decisiones diarias se vuelven automáticas: tu nueva normalidad. **El Plan Maestro del Cerebro de Auto-Sanación** no es una solución rápida; es un sistema operativo de por vida diseñado para mantener tu mente y tu cuerpo funcionando en su máximo rendimiento.

A medida que avances en este viaje, recuerda que tus pensamientos no son impotentes: son prescripciones. No eres un espectador en tu proceso de sanación: eres el autor. Tu cerebro escucha cada palabra que piensas, cada imagen que creas y cada emoción que cultivas. La pregunta es: ¿qué instrucciones le estás dando? Cuando aprendes a dirigir esas señales con claridad y propósito, toda tu biología responde. Este libro es tu guía hacia ese dominio. Cuando llegues al capítulo final, no solo entenderás cómo sanar, sino también cómo prosperar, utilizando tu propio cerebro como el plan maestro para una vida de salud, felicidad y vitalidad duraderas.

Capítulo 1: El Reinicio Diario del Cerebro – Reprogramando tu Mente para la Sanación

Cada día comienza con una elección: vivir desde la memoria o vivir desde la creación. El cerebro humano, aunque milagroso en su diseño, se programa mediante la repetición. Si te despiertas cada mañana pensando los mismos pensamientos, sintiendo las mismas emociones y actuando según las mismas rutinas, tu cerebro seguirá produciendo la misma química, reforzando el mismo estado biológico que el día anterior. Este ciclo es la razón por la que muchas personas se sienten atrapadas, incluso cuando conscientemente desean cambiar. El cerebro no cambia solo con intención; cambia mediante práctica deliberada. El Reinicio Diario del Cerebro es tu método para romper ese ciclo y volver a entrenar tu mente para enviar nuevas instrucciones de sanación a tu cuerpo.

El propósito del reinicio diario del cerebro es mover tu sistema nervioso del "modo supervivencia", que domina la mayoría de las vidas modernas, al "modo sanación". En modo supervivencia, el enfoque del cerebro se estrecha: prioriza la seguridad, la urgencia y lo familiar. Esto provoca que hormonas del estrés como el cortisol y la adrenalina inunden el cuerpo, apagando la digestión, la reproducción y los procesos de reparación a largo plazo. El modo sanación, en cambio, se activa mediante la calma, el enfoque consciente, la gratitud y la presencia profunda. Cuando entras en este estado, tu cuerpo libera hormonas de crecimiento, neurotransmisores y factores inmunológicos que regeneran tejidos, equilibran las hormonas y reducen la inflamación. En esencia, estás enseñando a tu cerebro a decirle a tu cuerpo: estás a salvo, ahora puedes sanar.

Comienza tu día estableciendo una intención interna antes de revisar tu teléfono, leer noticias o correr hacia tus obligaciones. Al despertar, permanece quieto durante unos momentos. Cierra los ojos y toma cinco respiraciones lentas. Inhala profundamente por la nariz durante cuatro segundos, mantén el aire durante dos segundos y exhala por la boca durante seis segundos. Esto envía una señal a tu nervio vago para activar el sistema nervioso parasimpático, el mecanismo natural de descanso y reparación del cuerpo. Con cada exhalación, imagina que liberas las preocupaciones, decepciones o miedos del día anterior. Mientras respiras, dirige tu atención al momento presente. Siente los latidos de tu corazón, el peso de tu cuerpo sobre la cama, los sonidos a tu alrededor. Este es el comienzo de tu reinicio neural: la transición de la supervivencia automática a la creación consciente.

Luego, visualiza la versión de ti mismo que ya está sano, fuerte y en paz. No solo lo imagines: siéntelo. Visualiza tu cuerpo ideal reparándose a nivel celular, tu sistema inmunológico fuerte y equilibrado, tu mente clara y enfocada. Cuando te conectas emocionalmente con esta imagen, tu cerebro comienza a registrarla como una experiencia real. La mente no distingue entre lo que se imagina con intensidad y lo que se experimenta físicamente. Ensayar diariamente tu estado deseado crea nuevos circuitos neuronales que apoyan esa versión de ti mismo. Con el tiempo, estos se convierten en las rutas predeterminadas que sigue tu cerebro, enseñándole esencialmente a tu cuerpo a vivir en salud en lugar de enfermedad.

Para reforzar estos nuevos patrones, integra la gratitud en el reinicio. La gratitud no es solo un sentimiento positivo; es un catalizador biológico para la sanación. Estudios muestran que una práctica constante de gratitud aumenta la dopamina y la serotonina—los antidepresivos naturales del cerebro—y reduce los marcadores de inflamación. Después de tu visualización, menciona al menos tres cosas por las que estés agradecido, grandes o pequeñas. Siente la emoción, no solo el pensamiento. La gratitud cambia la firma química de tu cuerpo en cuestión de minutos, apagando la respuesta de lucha o huida y reequilibrando los sistemas inmunológico y endocrino. Literalmente estás creando la bioquímica del bienestar a través del pensamiento.

El siguiente componente del reinicio diario del cerebro es el movimiento. La actividad física envía oxígeno al cerebro, estimula la neurogénesis (la creación de nuevas neuronas) y restablece el equilibrio hormonal. Esto no significa entrenamientos extremos; estiramientos suaves, caminar o cinco minutos de respiración profunda pueden activar los mismos beneficios neurológicos. La clave es el movimiento con conciencia. Mientras te mueves, enfócate en el ritmo de tu respiración, la sensación de tus músculos y la alineación de tu postura. Esto ancla tu conciencia en el cuerpo y fortalece la conexión cerebro-cuerpo, la base de toda sanación.

Finalmente, concluye tu reinicio con afirmaciones y reflexión. Háblate a ti mismo como si estuvieras programando una computadora poderosa, porque eso es exactamente lo que estás haciendo. Frases como “Mi cuerpo sabe cómo sanar”, “Estoy tranquilo y centrado”, y “Cada célula de mi cuerpo trabaja en armonía” actúan como códigos verbales que reconfiguran patrones neuronales. Cuanta más intensidad emocional aportes a estas afirmaciones, más rápido se integrarán. Luego viene la reflexión: dedica un minuto a revisar cómo deseas sentirte hoy, en lugar de enfocarte únicamente en lo que necesitas lograr. Las emociones son tu

GPS energético; cuando las eliges conscientemente, tu cerebro organiza automáticamente pensamientos y comportamientos para alinearse con esa frecuencia.

Cuando se practica diariamente, el reinicio del cerebro se vuelve una segunda naturaleza. En pocas semanas, tu fisiología comienza a cambiar: la presión arterial disminuye, la inflamación se reduce, el sueño mejora y la concentración se agudiza. En pocos meses, los viejos detonantes emocionales pierden su poder y tu sensación de control se fortalece. Tu cerebro deja de reaccionar a la vida y comienza a diseñarla. Cada mañana ya no estás repitiendo el pasado; estás ensayando el futuro. Esa es la esencia de **El Plan Maestro del Cerebro de Auto-Sanación**: pequeños actos consistentes que reconfiguran tu biología hacia una vitalidad duradera.

Reprogramando la mente de Elena para la sanación

La luz de la mañana se filtraba a través de las delgadas cortinas, pintando rayos dorados en la pared del dormitorio de Elena. Siempre se despertaba de la misma manera: alcanzando su teléfono antes incluso de poner los pies en el suelo. Las primeras notificaciones del día eran siempre las mismas: correos del trabajo, actualizaciones de redes sociales, algunos mensajes que podían esperar, pero que nunca lo hacían. A las

7:30 de la mañana, su ritmo cardíaco ya estaba elevado, sus hombros tensos y su respiración superficial. Durante años no se había dado cuenta de que su cuerpo comenzaba cada día en batalla. Su mente corría maratones antes del desayuno.

Pero algo había cambiado. Tres meses antes, su médico le dijo que su fatiga crónica y sus síntomas autoinmunes no estaban causados por una enfermedad grave, sino por una química de estrés que nunca se apagaba. "Tu cuerpo no sabe la diferencia entre un tigre persiguiéndote y tu agenda diaria", le explicó. "Es tu cerebro el que mantiene la alarma encendida." Aquella noche, incapaz de dormir, Elena encontró una conferencia en línea sobre neuroplasticidad, la ciencia que explica cómo los pensamientos pueden cambiar el cerebro. Fue la primera vez que comprendió que tal vez podría sanarse desde dentro.

Ahora, mientras la luz del sol calentaba su rostro, Elena resistió el impulso de tomar su teléfono. En su lugar, colocó una mano sobre su corazón y tomó una respiración lenta y consciente. Inhaló por la nariz, sostuvo el aire y exhaló por la boca. Al principio se sentía extraño, como un ritmo desconocido. Lo intentó otra vez. Y otra vez. En la quinta respiración, su pulso se ralentizó y algo dentro de ella se suavizó. Imaginó su cerebro cambiando de canal: del ruido de la supervivencia a la calma de la sanación. Por primera vez en años, su cuerpo se sintió seguro.

Visualizó que caminaba por un campo abierto, fuerte y saludable, con la piel luminosa, la mente clara y una risa ligera. Al principio parecía un simple deseo. Pero recordó lo que había aprendido: que el cerebro no distingue entre lo real y lo intensamente imaginado. Así que se sumergió en la imagen. Sintió el sol sobre su piel, la brisa fresca, la fuerza en sus piernas. Poco a poco, su cuerpo comenzó a responder. Una suave ola de paz se elevó desde su pecho. Su respiración se volvió más profunda. Su cerebro estaba escuchando.

Después susurró suavemente: "Gracias". No a nadie en particular, sino a la vida misma. Comenzó a enumerar aquello por lo que se sentía agradecida: la risa de su hija, el sabor del té de la mañana, los momentos de silencio entre las tareas del día. Mientras sentía esa gratitud, notó un calor extendiéndose por su cuerpo, como luz del sol bajo la piel. Durante años, sus mañanas habían comenzado con tensión. Ahora comenzaban con paz. Estaba enseñando a su cerebro un nuevo lenguaje.

Se levantó, estiró los brazos y se movió lentamente a través de algunas posturas de yoga. Cada movimiento era una señal para su cuerpo: estoy viva, estoy a salvo. Sintió cómo sus músculos despertaban, su mente se aclaraba y su corazón encontraba un ritmo estable. Su movimiento matutino ya no era solo ejercicio; era comunicación. Cada estiramiento, cada respiración, era un diálogo entre su cerebro y sus células, un mensaje de que la sanación había comenzado.

Antes de salir de su habitación, se detuvo frente al espejo y habló en voz baja: "Mi cuerpo sabe cómo sanar. Mi cerebro y mi corazón trabajan juntos. Estoy en armonía." Su reflejo le devolvió una sonrisa, no perfecta, pero honesta. No era un mantra que se obligaba a creer; era una verdad que comenzaba a recordar.

Pasaron las semanas. La práctica se volvió tan natural como cepillarse los dientes. Los síntomas de Elena comenzaron a desaparecer: la fatiga constante, la niebla mental, los dolores que habían persistido durante años. Sus compañeros de trabajo notaron su energía. Su hija dijo que parecía más ligera, más feliz. Pero el cambio más profundo fue interno: ya no se despertaba temiendo el día. Su cerebro había aprendido seguridad, y su cuerpo la había seguido.

Una tarde, mientras observaba la puesta del sol, Elena pensó en lo lejos que había llegado. El médico tenía razón: el problema no era su cuerpo, sino la programación de su cerebro. Pero lo que nadie le había dicho era que tenía el poder de reescribir ese código. La sanación no era algo que le sucedía; era algo que ella hacía. Era una elección diaria de regresar al equilibrio, de recordarle a su cuerpo que ya estaba completo.

Mientras el cielo se oscurecía, cerró los ojos y respiró nuevamente. Inhalar, sostener, exhalar.

"Mañana", susurró, "reiniciamos otra vez".

Su cerebro, escuchando, estuvo de acuerdo en silencio.

Capítulo 2: El Bucle de Comunicación Mente–Cuerpo — Cómo los Pensamientos se Convierten en Biología

Tu cerebro y tu cuerpo están en diálogo constante. Cada segundo, miles de millones de señales viajan a través del sistema nervioso, las vías hormonales y los receptores celulares. Estas señales son el lenguaje de la vida: una conversación continua entre pensamiento y tejido, emoción y química, percepción y fisiología. La clave de la auto-sanación radica en aprender a influir conscientemente en este bucle de comunicación. Cuando tus pensamientos envían mensajes de estrés, miedo o desesperación, tu cuerpo responde con tensión, inflamación y desequilibrio. Cuando tus pensamientos expresan calma, seguridad y gratitud, tu cuerpo responde con reparación, regeneración y equilibrio. Comprender este bucle es la base del proceso de auto-sanación.

En esencia, el cerebro no solo controla el cuerpo: es el cuerpo. Cada emoción produce una cascada de neurotransmisores y hormonas que alteran tus células en tiempo real. Cuando piensas en algo estresante, tu hipotálamo activa el sistema nervioso simpático, desencadenando la liberación de cortisol y adrenalina. Tu ritmo cardíaco aumenta, tus músculos se tensan y tu digestión se ralentiza. Estas reacciones están diseñadas para breves momentos de supervivencia, pero cuando persisten diariamente se vuelven destructivas. El estrés crónico cambia literalmente la estructura de tu cerebro: reduce el tamaño del hipocampo (responsable de la memoria y el aprendizaje) y sobreactiva la amígdala (el centro del miedo). Esto explica por qué tantas personas viven en un estado de agotamiento y reactividad emocional sin darse cuenta de que sus pensamientos están dirigiendo su biología.

Revertir este proceso comienza con la conciencia. El primer paso para dominar la comunicación mente–cuerpo es identificar tu entorno mental. A lo largo del día, tu cerebro genera alrededor de 60,000 pensamientos. La mayoría son repetitivos e inconscientes. Muchos provienen del condicionamiento: las historias que heredaste de tus padres, de tu cultura y de tus experiencias pasadas. Comienza observando tus pensamientos sin juzgarlos. Nota cuando tu mente se desliza hacia la preocupación, el resentimiento o la autocrítica. Cada uno de estos patrones envía un mensaje bioquímico correspondiente a tu cuerpo, indicándole que produzca química de estrés. El simple hecho de tomar conciencia de estos hábitos mentales interrumpe el bucle automático. La conciencia es el primer acto de reprogramación personal.

El siguiente paso es reemplazar las viejas señales por señales de sanación. Cuando notes un pensamiento negativo, respira profundamente y redirige conscientemente tu atención. Por ejemplo, si te sorprendes pensando: "Estoy agotado y no puedo seguir el ritmo", haz una pausa y di: "Mi cuerpo se está recalibrando y se fortalece cada día". No estás negando la realidad; estás reescribiendo el guion que tu cuerpo escucha. Con el tiempo, este nuevo lenguaje interno se convierte en tu señal dominante. Cada pensamiento que repites con emoción se convierte en una orden que tu cerebro codifica y tu cuerpo obedece. La repetición es la forma en que funciona la neuroplasticidad. Así como los bucles de pensamiento dañinos pueden enfermarte, los bucles de pensamiento sanadores pueden restaurar el equilibrio.

Para profundizar este proceso, involucra tus sentidos. La visualización es uno de los lenguajes principales del cerebro. Cuando imaginas una escena tranquila o un órgano saludable funcionando perfectamente, tu cerebro activa los mismos circuitos neuronales como si estuviera sucediendo físicamente. Los estudios muestran que los pacientes que visualizan su sistema inmunológico combatiendo una enfermedad se recuperan más rápido. Los atletas que ensayan mentalmente sus movimientos mejoran su rendimiento incluso sin práctica física. El cerebro no distingue entre la información sensorial imaginada y la real; simplemente responde. Por eso la imaginación guiada, la meditación e incluso la contemplación consciente son herramientas poderosas para influir en la biología. Lo que imaginas de forma constante, tu cuerpo comienza a manifestarlo.

La emoción actúa como amplificador. Los pensamientos sin emoción son señales eléctricas débiles, pero los pensamientos cargados de emoción crean campos magnéticos lo suficientemente fuertes como para alterar el ritmo cardíaco y la expresión genética. Cuando piensas pensamientos de gratitud, amor o paz, tu corazón y tu cerebro se sincronizan, un estado conocido como coherencia. En este estado, el cuerpo produce hormonas de sanación como DHEA y oxitocina mientras reduce las sustancias químicas del estrés. Esta sincronización se ha relacionado con un aumento de la inmunidad, una reducción de la presión arterial y una recuperación más rápida después de lesiones. La práctica, por lo tanto, es simple pero profunda: piensa mejor, siéntete mejor, vive mejor.

Para mantener este bucle a lo largo del día, utiliza puntos de control emocionales. Cada pocas horas, haz una pausa y pregúntate: “¿Qué está sintiendo mi cuerpo en este momento?” Si notas tensión, respira profundamente y rastrea el pensamiento o la situación que la desencadenó. Luego libera conscientemente la carga emocional. Puedes hacerlo mediante respiración consciente, movimiento suave o incluso una frase mental de reinicio como: "Elijo la calma". El cuerpo refleja inmediatamente esta señal. En cuestión de segundos, el ritmo cardíaco se desacelera, la presión arterial disminuye y la tensión muscular se reduce. Al repetir esto a lo largo del día, entrenas a tu sistema nervioso para volver al equilibrio en lugar de reaccionar automáticamente.

Cuando se practica de manera constante, la comunicación consciente mente–cuerpo reconfigura toda tu fisiología. Te vuelves menos reactivo, más resiliente y mejor preparado para enfrentar los desafíos de la vida. La inflamación disminuye, la función inmunológica se fortalece y la claridad mental aumenta. Más importante aún, recuperas la autoría de tu salud. Ya no te sientes como una víctima de las circunstancias o de la genética. Reconoces que la sanación es un diálogo: uno que comienza en el cerebro, viaja a través del corazón y resuena en cada célula. Al dominar ese lenguaje, enseñas a tu cuerpo a escuchar, responder y, finalmente, sanar.

La solución de Daniel

La lluvia golpeaba suavemente la ventana mientras Daniel estaba sentado solo en la sala de espera del hospital. El olor a desinfectante mezclado con café flotaba en el aire. Sus manos temblaban ligeramente mientras revisaba los resultados de sus pruebas en el teléfono. El diagnóstico era vago pero inquietante: "inflamación crónica", "marcadores autoinmunes", "disfunción relacionada con el estrés". El médico le había dicho: "Tu cuerpo se está atacando a sí mismo. Vamos a hacer más pruebas". Pero lo que Daniel no podía entender era por qué. Nunca había sentido que su cuerpo fuera su enemigo... hasta ahora.

Con el paso de los días, la fatiga se convirtió en su compañera constante. Sus articulaciones dolían, su concentración se desvanecía y su sueño se volvió superficial. Siguió todas las instrucciones médicas: medicamentos, suplementos, cambios en la dieta. Pero algo se sentía incompleto. No fue hasta que un amigo le dio un pequeño libro sobre neuroplasticidad que una nueva idea comenzó a crecer en su mente: ¿y si su cuerpo no estaba roto? ¿Y si simplemente estaba escuchando?

Esa noche, incapaz de dormir, Daniel se sentó en silencio. Por primera vez comenzó a observar sus pensamientos. Lo que encontró lo sorprendió. Su mente era una tormenta de preocupaciones: autocrítica constante, arrepentimientos y miedo al futuro. "¿Y si nunca mejoro? ¿Y si soy demasiado mayor? ¿Y si vuelvo a fracasar?" Cada pensamiento provocaba una ola de tensión en su pecho. Se dio cuenta de que su cuerpo se tensaba cada vez que pensaba algo con miedo. Sus manos se apretaban, su estómago ardía, su corazón se aceleraba. Era como si su cuerpo estuviera recibiendo órdenes de su mente, palabra por palabra.

Decidido a experimentar, Daniel probó algo diferente. A la mañana siguiente, antes de que sus pensamientos comenzaran a descontrolarse, cerró los ojos y susurró: "Mi cuerpo sabe cómo sanar". Lo repitió varias veces, aunque no estaba completamente convencido. Luego imaginó su sistema inmunológico como pequeños rayos de luz viajando por su sangre, reparando y restaurando todo lo que tocaban. Por un momento, su cuerpo se relajó. Sintió un calor extendiéndose por sus hombros, como si esas luces de su imaginación fueran reales. Su respiración se volvió más lenta. Por primera vez en semanas, sintió paz.

Los días se convirtieron en semanas. Cada vez que su mente se dirigía al miedo, se detenía y lo reemplazaba con gratitud. "Gracias por mi respiración. Gracias por otro amanecer." Cuando su cuerpo se tensaba, tomaba respiraciones lentas y profundas y repetía su nueva frase: elijo la calma. A veces funcionaba de inmediato. A veces no. Pero con el tiempo comenzó a notar pequeños cambios. La rigidez de la mañana desaparecía más rápido. Sus dolores de cabeza eran menos frecuentes. Incluso su digestión mejoró. Su médica estaba sorprendida, pero complacida. "Lo que sea que estés haciendo, sigue haciéndolo", le dijo.

Una tarde, mientras caminaba por el parque, Daniel se detuvo bajo un viejo roble. El viento movía las hojas sobre él como un suave aplauso. Se dio cuenta de que su cuerpo ya no se sentía pesado. El dolor que una vez lo definía ahora era solo un recuerdo. En su lugar había una sensación constante de seguridad, algo que no había sentido en años. Comprendió que su cuerpo nunca había estado en su contra. Simplemente había estado esperando instrucciones diferentes.

Esa noche, antes de dormir, escribió en su diario: "Mis pensamientos son el lenguaje que mi cuerpo entiende. Cada vez que hablo miedo, se contrae. Cada vez que hablo paz, se expande. La sanación no es un milagro. Es comunicación."

A partir de ese momento, su vida se convirtió en una conversación: no entre un hombre enfermo y su cuerpo, sino entre una mente consciente y un aliado dispuesto. Las señales que enviaba a través del amor, la gratitud y la atención se convirtieron en la medicina que su cuerpo había necesitado todo el tiempo. Ya no veía la sanación como algo que debía perseguir. Ya estaba ocurriendo silenciosamente dentro de él, palabra por palabra, pensamiento por pensamiento, respiración tras respiración.

Capítulo 3: La Química de las Emociones — Transformando los Sentimientos en Energía de Sanación

Las emociones no son conceptos abstractos; son eventos químicos que moldean el entorno interno del cuerpo. Cada sentimiento que experimentas libera una combinación específica de hormonas, neurotransmisores y péptidos que influyen en cada órgano, tejido y célula. Esto significa que tus emociones no son solo psicológicas; son instrucciones biológicas que tu cerebro envía a tu cuerpo. Comprender y transformar la química emocional es una de las herramientas más poderosas para activar la respuesta natural de sanación del cuerpo.

La persona promedio pasa la mayor parte de su vida emocional reaccionando a eventos externos: el tráfico, el trabajo, las relaciones o las finanzas. Estas reacciones se vuelven profundamente condicionadas, formando patrones emocionales habituales. Cuando sientes ira, frustración o tristeza repetidamente, tu cuerpo se vuelve químicamente adicto a esos estados. El cerebro libera hormonas del estrés como cortisol, epinefrina y norepinefrina con tanta frecuencia que tus células ajustan sus receptores para esperarlas. Con el tiempo, comienzas a "buscar" esa emoción inconscientemente, no porque se sienta bien, sino porque se siente familiar. Por eso la sanación emocional no se trata solo de pensar diferente; se trata de cambiar tu química desde la raíz.

El proceso comienza con el reconocimiento. Observa tus patrones emocionales a lo largo del día. Nota cómo ciertos pensamientos desencadenan inmediatamente sensaciones físicas: tensión en los hombros, un nudo en el estómago, una respiración superficial. Estas sensaciones son la forma en que tu cuerpo señala que se ha liberado una sustancia química emocional. En lugar de suprimirla, haz una pausa y respira. Nombra lo que sientes: ira, miedo, culpa, ansiedad, decepción. Cuando nombras una emoción, cambias la actividad cerebral de la amígdala (el centro reactivo) a la corteza prefrontal (el centro del razonamiento). Este simple acto de nombrar inicia el proceso de neutralización química.

Luego, libera la energía atrapada. Las emociones son energía en movimiento: necesitan moverse a través del cuerpo para completar su ciclo. Cuando las resistes, se almacenan en los músculos, órganos y fascia, lo que puede provocar tensión física o enfermedades crónicas. Para liberarlas, combina respiración y movimiento. Inhala profundamente e imagina la emoción como un color o una vibración. Exhala y visualiza cómo sale de tu cuerpo con la respiración. También puedes escribir la emoción, decirla en voz alta o canalizarla mediante movimiento físico como caminar, estirarte o incluso bailar. La clave es expresar sin resistencia. A medida que la energía se libera, tu cuerpo regresa al equilibrio, permitiendo que el cerebro produzca una neuroquímica más balanceada.

El siguiente paso es la transformación emocional. Una vez que la emoción ha sido reconocida y liberada, puedes reemplazarla por otra que promueva la sanación. Las emociones más poderosas para la regeneración son la gratitud, la compasión, el amor, la alegría y el perdón. Estos sentimientos aumentan los niveles de dopamina, serotonina y oxitocina, las mismas sustancias químicas responsables del crecimiento, el vínculo emocional y la función inmunológica. Las investigaciones muestran que las personas que cultivan estas emociones de forma constante tienen menor inflamación, un sistema inmunológico más fuerte y una mayor esperanza de vida. Es una especie de alquimia emocional: transformar frecuencias emocionales bajas en otras más elevadas que nutren en lugar de desgastar.

Para hacer esta transformación práctica, crea una rutina diaria de reinicio emocional. Elige un momento específico cada día, tal vez por la mañana o antes de dormir, para revisar tu estado emocional. Pregúntate: "¿Qué estoy sintiendo y qué quiero sentir en su lugar?" Escribe las respuestas. Luego cierra los ojos y respira profundamente. Visualiza la emoción que deseas sentir llenando tu cuerpo como si fuera luz. Repite una afirmación que la acompañe: "Estoy a salvo. Estoy tranquilo. Estoy agradecido. Soy amado." Estas señales verbales y visuales entrenan al cerebro para asociar una nueva química con nuevos estados emocionales. Con el tiempo, tu cerebro comienza a automatizar este proceso, reemplazando emociones reactivas por emociones intencionales.

El perdón merece una mención especial en este proceso. Muchas enfermedades crónicas y luchas mentales provienen de heridas emocionales no resueltas: ira, traición o culpa almacenadas en el sistema nervioso. El perdón no significa aprobar lo que sucedió; significa liberar tu apego al dolor. Cuando perdonas, tu cerebro reduce la producción de cortisol y aumenta la oxitocina, promoviendo sentimientos de conexión y paz. El simple acto de perdonar a alguien — incluso en silencio — libera tu energía del pasado y restablece el flujo de sanación. Recuerda: aferrarse a la ira envenena el recipiente que la contiene. Soltarla restaura tu química interna a la armonía.

Finalmente, comprende que la transformación emocional es una práctica, no un evento único. Así como los músculos crecen con la repetición, tu inteligencia emocional se fortalece mediante la conciencia diaria. Algunos días te sentirás ligero y tranquilo; otros pueden llevarte de regreso a reacciones antiguas. Eso es normal. La sanación no se trata de perfección, sino de progreso: una reconfiguración gradual de cómo tu cerebro interpreta y responde a la vida. Cada vez que eliges la paz en lugar de la ira, el amor en lugar del resentimiento o la gratitud en lugar del miedo, envías un mensaje poderoso a tu cuerpo: ahora estamos a salvo, podemos sanar.

Con el tiempo, estas elecciones repetidas construyen una química interna completamente nueva, una que apoya la longevidad, la claridad y la alegría. Te vuelves emocionalmente autorregulado, físicamente resiliente y mentalmente libre. La mente y el cuerpo ya no luchan entre sí; colaboran. Esto es el dominio emocional: el arte de transformar tu química interna en una fuente constante de energía sanadora.

Transformando los sentimientos de Sofía

Sofía había pasado años viviendo en una guerra silenciosa consigo misma. Para quienes la rodeaban parecía serena: una madre dedicada, una enfermera exitosa y una amiga confiable. Pero bajo su superficie tranquila había una vida entera de resentimiento y agotamiento no expresados. Su cuerpo comenzaba a mostrarlo. Sus manos temblaban ligeramente en el trabajo. Su presión arterial estaba aumentando. Se despertaba cansada y se dormía inquieta. Cuando su médico mencionó que el estrés podía ser la causa, sonrió con educación, pero no lo creyó. ¿Cómo podían las emociones causar tanto daño?, pensó. Son solo sentimientos.

Una noche, después de otro largo turno en el hospital, Sofía se sentó en su automóvil y no pudo girar la llave. Su pecho se sentía pesado, como si años de frustración se hubieran solidificado dentro de sus costillas. Las lágrimas comenzaron a caer, pero en lugar de limpiarlas, las dejó fluir. Por primera vez en años, no las reprimió. Cuando finalmente recuperó la respiración, algo extraño ocurrió: su cuerpo se suavizó. La presión en su pecho disminuyó. Era como si su cuerpo hubiera estado esperando permiso para liberar la tormenta que había cargado durante tanto tiempo.

Esa noche buscó en internet "emociones y sanación" y encontró un estudio que explicaba cómo las emociones negativas desencadenan inflamación y suprimen el sistema inmunológico. Otro artículo mencionaba que el perdón y la gratitud podían reducir la presión arterial e incluso revertir patrones de estrés crónico. "Quizás mis emociones no están solo en mi cabeza", susurró. "Tal vez están en mi sangre."

A la mañana siguiente decidió experimentar. Se paró frente al espejo y dijo en voz alta: "Estoy a salvo. Soy amada. Me perdono." Las palabras se sentían extrañas, incluso incómodas. Pero mientras las repetía, notó un ligero calor detrás de su esternón. Su corazón parecía responder. Recordó a un paciente que una vez consoló y que le dijo: "Tienes manos sanadoras." Tal vez, pensó, esas manos también podían sanarla a ella.

Durante las siguientes semanas, Sofía comenzó a practicar la conciencia emocional. Cada vez que sentía irritación en el trabajo, en lugar de reaccionar, hacía una pausa y respiraba profundamente. Identificaba la emoción — ira, frustración, miedo — y luego la visualizaba como una niebla oscura que abandonaba su cuerpo con cada exhalación. Durante sus descansos para almorzar, escribía tres cosas por las que se sentía agradecida, incluso en los días difíciles. Lentamente, su cuerpo comenzó a cambiar. Sus dolores de cabeza disminuyeron. Su sueño mejoró. El dolor crónico en su espalda — que siempre había atribuido a los largos turnos — comenzó a desaparecer.

Pero el verdadero punto de inflexión llegó cuando enfrentó su pasado. Un fin de semana se sentó en el porche de su casa y pensó en su padre, un hombre con quien no había hablado en años. La ira que llevaba dentro hacia él era como una piedra que había olvidado que sostenía. "Te perdono", dijo suavemente mientras las lágrimas llenaban sus ojos. "No porque lo que hiciste estuvo bien, sino porque yo merezco paz." En el momento en que pronunció esas palabras, todo su cuerpo tembló. No era tristeza; era liberación. Sintió una oleada de ligereza, seguida por la calma más profunda que había conocido.

Al final de ese mes, Sofía notó algo notable: su presión arterial se había normalizado. Reía con más facilidad. Sus compañeros de trabajo comentaban lo radiante que se veía. Incluso su hijo adolescente le dijo: "Mamá, pareces diferente... más feliz."

Una noche, escribiendo en su diario antes de dormir, escribió: "Mis emociones son medicina. Cuando las guardo dentro, me envenenan. Cuando las siento, me liberan. Y cuando las transformo, me sanan."

Por primera vez en su vida, Sofía no solo comprendía la sanación: la sentía. No como un milagro ni como un misterio, sino como química, ritmo y verdad. Sus emociones, que antes habían sido su mayor carga, se habían convertido en su mayor fuente de fortaleza. Cada día que elegía la paz, su cuerpo escuchaba. Cada día que elegía el perdón, su corazón se reparaba. Había aprendido el secreto que la ciencia apenas comenzaba a explicar: el cuerpo obedece el lenguaje de las emociones, y el amor — real, practicado, intencional — es el químico más poderoso de todos.

Capítulo 4: El Poder de la Creencia — Reprogramando el Cerebro a Través de la Fe, el Enfoque y la Expectativa

En la base de toda transformación de sanación existe una fuerza invisible que da forma a todos los resultados: la creencia. El cerebro no es simplemente un procesador de la realidad; es su arquitecto. Lo que crees, lo percibes, y lo que percibes, tu cuerpo lo convierte en realidad. La neurociencia moderna y la biología cuántica ahora confirman lo que la sabiduría antigua siempre enseñó: las expectativas de la mente crean efectos biológicos medibles. Ya sea que lo llames fe, confianza o expectativa, la creencia actúa como el plano a través del cual tu cerebro organiza la química de la sanación.

Cada pensamiento que tienes lleva una firma eléctrica y magnética. Cuando ese pensamiento está cargado de convicción — cuando realmente lo crees — el cerebro comienza a construir redes neuronales que lo respaldan. Estas redes influyen en el hipotálamo, que regula las hormonas, el sistema nervioso autónomo y la respuesta inmunológica. En esencia, tus creencias le dicen a tu cuerpo para qué debe prepararse. Por eso el efecto placebo — antes descartado como simple imaginación — se ha convertido en uno de los fenómenos más estudiados y confiables en la medicina. Los pacientes que creen que están recibiendo tratamientos curativos a menudo se recuperan a tasas comparables a quienes reciben medicamentos reales. Su creencia desencadena la liberación de endorfinas, dopamina y sustancias químicas que fortalecen el sistema inmunológico, demostrando que la convicción de la mente puede convertirse en la cura del cuerpo.

Pero la creencia también puede dañar. El efecto nocebo — el lado oscuro del placebo — ocurre cuando las expectativas negativas crean enfermedad real. Si alguien cree que es alérgico a una sustancia inofensiva o que está condenado por un diagnóstico, su cerebro organizará la fisiología para que coincida con esa expectativa. El cuerpo sigue las instrucciones de la mente, ya sean empoderadoras o destructivas. Esto significa que la sanación comienza asumiendo responsabilidad por tu sistema interno de creencias. ¿Qué historias te cuentas sobre tu salud, tu valor o tu potencial? ¿Estás afirmando limitación o posibilidad? Cada célula está escuchando.

Para reprogramar tus creencias, primero debes exponer las subconscientes. La mente consciente — la que utilizas para planificar y pensar — gobierna solo alrededor del 5% de tus acciones diarias. La mente subconsciente, formada por repetición y experiencias emocionales desde la infancia, controla el 95% restante. Si tu deseo consciente es sanar pero tu creencia subconsciente es "siempre estoy enfermo" o "nada funciona para mí", el cuerpo obedecerá la orden más profunda. La clave es sacar a la luz esas creencias ocultas. Comienza escribiendo tus pensamientos relacionados con la salud: "No puedo sanar porque...", "Siempre he sido...", "Es solo genética", o "Soy demasiado mayor". Luego cuestiona cada afirmación. Pregunta: "¿Es esto absolutamente cierto?" o "¿Quién sería yo sin esta creencia?" La conciencia debilita la programación antigua.

Una vez identificadas, reemplaza las creencias limitantes por nuevas — pero hazlo con emoción y repetición. El subconsciente aprende a través de sentimientos y patrones, no de lógica. Las afirmaciones por sí solas no son suficientes si no se sienten. Por ejemplo, en lugar de decir mecánicamente "Estoy sano", tómate un momento para visualizarte lleno de vitalidad, sonriendo y libre. Siente las sensaciones de energía en tu cuerpo. Escucha el sonido de tu propia risa. Imagina el aire fresco de una mañana saludable. Involucra todos los sentidos. Cada repetición, acompañada de emoción auténtica, crea una nueva vía neuronal. Cuanto más recorras ese camino, más fuerte se volverá, hasta convertirse en tu creencia predeterminada.

Otro método poderoso es acumular evidencia. Al cerebro le encanta la prueba. Cada vez que experimentes una pequeña mejora — un sueño más profundo, un ánimo más ligero, un corazón más tranquilo — reconócelo conscientemente. Di: "Esto está funcionando." Estas microafirmaciones refuerzan la convicción de tu cerebro de que la sanación está ocurriendo. Con el tiempo, la evidencia se acumula, fortaleciendo el circuito neuronal de la creencia. Esta es la biología de la fe: no optimismo ciego, sino la alineación constante de pensamiento, emoción y observación que reconfigura el cerebro para esperar salud en lugar de enfermedad.

La fe también prospera con el enfoque. La distracción diluye la creencia. Cuanta más atención prestes a los síntomas, al miedo o a las estadísticas negativas, más energía alimentarás la narrativa de la enfermedad. Redirige esa atención diariamente hacia la visión de salud que estás creando. Esto no significa negación; significa elegir dónde invertir tu energía mental. Aquello en lo que te enfocas se expande. Si te enfocas en tu capacidad de sanar, tu cerebro activará los recursos necesarios para lograrlo.

El ingrediente final en el proceso de sanación mediante la creencia es la rendición. Esto puede parecer paradójico — después de todo, la creencia parece un acto de voluntad — pero la verdadera fe implica confianza más allá del control. Es comprender que el cuerpo ya sabe cómo sanar y que tu papel no es forzar, sino permitir. Cuando sueltas el miedo y abandonas la resistencia, tu sistema nervioso parasimpático toma el control, guiando el proceso de reparación de forma automática. En este estado, la sanación se vuelve natural, no por pasividad, sino por alineación con la inteligencia innata del cuerpo.

Al final, la creencia no es solo un ejercicio mental; es una instrucción energética para el universo que existe dentro de ti. Es el código que tu cerebro utiliza para traducir pensamiento en química, y química en materia. Para cambiar tu cuerpo, primero debes cambiar lo que tu mente cree que es posible. Cuando te comprometes con ese proceso cada día — con claridad, enfoque y emoción — tu biología seguirá tu fe. El cuerpo puede sanar cuando la mente cree que puede hacerlo.

Cómo Lily encontró el cambio

Cuando el doctor Amir le dijo a Lily que su trastorno autoinmune era "manejable pero no curable", ella asintió en silencio, intentando ser valiente. Pero por dentro algo se rompió. Durante años había creído que la medicina moderna tenía respuestas para todo. Sin embargo, allí estaba ella, con treinta y cinco años, agotada, con dolor y escuchando que su cuerpo se había vuelto contra sí mismo. Ese día regresó a casa con una bolsa de recetas médicas y el corazón lleno de desesperanza.

Durante meses siguió la rutina: pastillas, citas médicas, planes de alimentación. Nada cambiaba. El dolor aparecía y desaparecía de manera impredecible. Algunas mañanas sus manos se sentían tan rígidas que cepillarse el cabello parecía levantar ladrillos. Una noche, incapaz de dormir, encontró un documental sobre el efecto placebo. Observó a pacientes con Parkinson mejorar después de tomar píldoras de azúcar, y a pacientes con cáncer reducir tumores mientras visualizaban luz sanadora. "¿Es eso realmente posible?", se susurró. "¿Puede la creencia hacer algo así?"

A la mañana siguiente tomó una decisión: antes de aceptar la derrota, experimentaría con la creencia. Comenzó con algo simple. Cada vez que tomaba su medicamento, en lugar de pensar "Esto probablemente no funcionará", se decía a sí misma: "Esto me está sanando." Lo decía con tanta convicción como podía reunir. En una semana, algo sutil cambió: su fatiga disminuyó un poco y su dolor se redujo ligeramente. Pequeño, pero perceptible.

Animada, comenzó a estudiar la neuroplasticidad. Aprendió que su cerebro podía reorganizarse, que sus pensamientos y expectativas moldeaban la química de su cuerpo. Así que creó una rutina. Cada mañana cerraba los ojos y visualizaba su sistema inmunológico como un equipo de sanadores dorados restaurando la armonía en su sangre. Imaginaba sus articulaciones llenas de calor y flexibilidad. Agradecía a su cuerpo por cooperar.

Cuando aparecía el miedo, lo contrarrestaba con evidencia. "Ayer caminé más de lo habitual. Mis manos dolieron menos. Estoy mejorando." Comenzó a escribir en un diario cada mejora, por pequeña que fuera. Estas se convirtieron en su pila de evidencia, su creciente montaña de creencia. Cuanto más crecía, más se debilitaba su duda.

Una tarde, mientras visitaba a su madre, Lily mencionó su nueva rutina. Su madre sonrió con tristeza. "Cariño, no puedes simplemente pensar para salir de una enfermedad." Lily la miró con calma y respondió: "Tal vez no. Pero sí puedo pensar para entrar en la sanación."

Pasaron los meses. Los cambios eran innegables. Sus resultados de laboratorio mejoraron. Su médico frunció el ceño con sorpresa mientras revisaba sus análisis. "Esto no es típico", dijo. "Tus marcadores están normalizándose." Lily sonrió, pero no dijo nada. No necesitaba explicar lo que ahora sabía: su cerebro había reescrito las instrucciones de su cuerpo.

Una tarde se sentó en su porche mientras el sol se escondía en el horizonte. Por primera vez en años, sus manos no dolían. Las movió lentamente, maravillándose de la facilidad. Una ola de gratitud llenó su pecho. "Gracias", susurró, no a una persona ni a una pastilla, sino a su cuerpo, a su mente y al poder silencioso y constante de la creencia que la había guiado hasta allí.

Lily comenzó a compartir su historia en grupos en línea, animando a otros a no abandonar el tratamiento médico, pero a recuperar la fe en la sabiduría de su cuerpo. "La creencia no reemplaza la medicina", decía. "La activa." Se convirtió en prueba viviente de que la esperanza no es fantasía: es biología.

Años después, al mirar atrás, se dio cuenta de que su sanación no comenzó con una cura ni con un diagnóstico. Comenzó el día en que dejó de creer que estaba rota. Ese fue el día en que su cerebro recibió nuevas instrucciones, el día en que su química cambió, el día en que su cuerpo comenzó a reconstruirse.

Su última entrada en el diario decía:

"La creencia no es desear: es saber. En el momento en que crees que puedes sanar, tu cerebro comienza a construir el camino para hacerlo realidad."

Capítulo 5: Visualización y Ensayo Mental — Creando la Sanación Antes de que Ocurra

El cerebro es una máquina de predicción. Mucho antes de que tu cuerpo actúe, tu cerebro ensaya cada movimiento, emoción y resultado. Esta capacidad, conocida como ensayo mental, es lo que permite a los atletas perfeccionar su rendimiento, a los músicos dominar instrumentos y a los sanadores reprogramar el cuerpo desde el interior. La visualización no es imaginación: es entrenamiento neuronal. Cuando visualizas salud, fuerza o paz con suficiente claridad y emoción, tu cerebro activa las mismas vías neuronales como si la experiencia fuera real. Al hacerlo, comienza a programar tu cuerpo para el resultado que deseas.

Para entender esto, imagina a un pianista practicando sin tocar el teclado. Los estudios muestran que cuando visualizan tocar, su corteza motora — la parte del cerebro responsable del movimiento — se activa exactamente igual que cuando interpretan físicamente la pieza. Sus músculos incluso reciben pequeños impulsos eléctricos, preparándose para la ejecución. El mismo principio se aplica a la sanación. Cuando visualizas tu cuerpo funcionando perfectamente, tu cerebro envía señales a tus células, sistema inmunológico y órganos que imitan la recuperación. Con el tiempo, tu cuerpo comienza a seguir esas instrucciones como si fueran realidad física.

El primer paso para una visualización efectiva es la claridad. Debes crear una imagen mental específica y rica en sensaciones de cómo se ve y se siente la sanación. En lugar de pensar de forma abstracta — "quiero estar sano" — imagínate despertando lleno de energía, respirando con facilidad, caminando libremente, sonriendo con confianza. Involucra todos tus sentidos: ¿qué ves?, ¿qué escuchas?, ¿qué sientes en tu cuerpo? Cuanto más vívida sea la imagen, más fuerte será la respuesta neuronal. El lenguaje del cerebro es la imagen, la emoción y la repetición, no solo la lógica o las palabras.

Luego, combina tu visualización con una emoción elevada. La emoción le da energía al pensamiento. Sin ella, la visualización permanece estática, como una fotografía sin vida. Siente la gratitud de estar sanado, la alegría de la libertad, la paz del equilibrio. Permite que esas emociones crezcan hasta que tu cuerpo comience a reaccionar — quizá con calor, hormigueo o relajación. Esa respuesta fisiológica significa que tu cerebro y tu cuerpo se están sincronizando. La carga emocional le indica a tu subconsciente que este estado imaginado es real e importante. Entonces el cerebro comienza a integrarlo como un nuevo patrón.

La constancia es esencial. Reserva de 10 a 15 minutos diarios para el ensayo mental. Comienza con algunas respiraciones profundas para calmar el sistema nervioso y cierra los ojos. Visualiza tu versión ideal como si ya estuviera sanada. Siente la fuerza en tus extremidades, el ritmo de tu corazón, la facilidad de tu respiración. Imagina cada célula llena de luz e inteligencia, comunicándose perfectamente con el cerebro. Cuanto más practiques, más automática se vuelve la respuesta de sanación. En pocas semanas, la estructura de tu cerebro comienza a adaptarse — las neuronas que se activan juntas se conectan juntas — creando las vías físicas de la salud.

Para mejorar los resultados, vincula tu visualización con señales del mundo real. Por ejemplo, cuando bebas agua, imagina que lleva vitalidad a tus células. Cuando te estires, visualiza tu cuerpo liberando tensión y restaurando el flujo de energía. Cuando comas, imagina que los alimentos reconstruyen y fortalecen tu cuerpo. Al conectar imágenes mentales con acciones diarias, integras la sanación en cada momento de tu vida. El cerebro prospera con la repetición y la asociación: cada señal refuerza la nueva identidad de un ser sano y vibrante.

La visualización también funciona de manera poderosa para el manejo del dolor y la recuperación. Las investigaciones han demostrado que los pacientes que imaginan su dolor encogiéndose, enfriándose o disolviéndose experimentan un alivio medible. Pacientes con cáncer que visualizan sus células inmunológicas atacando tumores han mostrado mejores respuestas al tratamiento. Sobrevivientes de accidentes cerebrovasculares que ensayan mentalmente el movimiento recuperan la movilidad más rápido. Estos resultados no son coincidencias; son evidencia de que el cuerpo responde al ensayo que la mente hace de la realidad.

Finalmente, entiende que la visualización no consiste en fingir que los problemas no existen; consiste en entrenar tu mente para crear un resultado diferente. No es negación; es dirección. Estás enseñando a tu cerebro a esperar salud en lugar de enfermedad, equilibrio en lugar de caos. Con el tiempo, esas expectativas se convierten en órdenes. Cuando la visualización se convierte en un ritual diario, dejas de esperar la sanación y comienzas a ensayarla. Eventualmente, tu biología alcanza tu visión.

En verdad, toda sanación comienza como una imagen en la mente, un plano que tu cerebro utiliza para construir la realidad. La clave es la persistencia. De la misma forma en que un escultor talla la piedra para revelar la forma, tu práctica diaria moldea tu sistema nervioso hasta alinearlo con tu estado más elevado de salud. Lo que imaginas repetidamente, tu cerebro y tu cuerpo comienzan a creer. Y lo que creen, lo crean.

Marcus en el hospital

Marcus estaba sentado junto a la ventana del hospital, observando cómo las gotas de lluvia resbalaban por el vidrio como ríos lentos. El suave zumbido de las máquinas se había convertido en la banda sonora de sus días. Después de su accidente, los médicos dijeron que la recuperación tomaría meses... si es que llegaba. Su pierna izquierda apenas se movía, sus reflejos eran débiles y el dolor recorría su columna con cada respiración. Las sesiones de fisioterapia lo dejaban agotado y desanimado.

—Tus nervios aún están dormidos —le dijo su terapeuta—. Solo tenemos que esperar

Pero Marcus odiaba esperar. Necesitaba hacer algo.

Una mañana, mientras veía videos en su tableta, encontró una charla de un neurocientífico que explicaba cómo la visualización activa los mismos circuitos cerebrales que el movimiento físico. El científico describía cómo pacientes con derrames cerebrales recuperaban fuerza practicando mentalmente los movimientos.

Marcus abrió los ojos con sorpresa.

—¿Entonces mi cerebro puede practicar caminar antes de que mi cuerpo lo haga? —murmuró.

Esa noche decidió intentarlo.

Cerró los ojos y tomó una respiración lenta. En su mente se imaginó poniéndose de pie. Visualizó su pie presionando el suelo, su rodilla enderezándose, sus músculos activándose en perfecta coordinación. El primer intento fue torpe: la imagen era inestable, difusa. Pero persistió.

Noche tras noche practicó. Se imaginaba caminando por el pasillo del hospital, paso a paso, cada movimiento fuerte y fluido. Añadía sonidos: el eco de sus pasos sobre el suelo, el ritmo de su caminar. Incluso imaginaba el leve olor a desinfectante en el aire. Cada detalle importaba.

Después de dos semanas, algo comenzó a cambiar.

Durante una sesión de terapia, su pierna se movió ligeramente.

Un pequeño movimiento.

Pero real.

Su terapeuta lo miró sorprendida.

—¿Acabas de moverla tú solo?

Marcus sonrió.

—Creo que sí.

Animado, duplicó su tiempo de práctica. Cada mañana y cada noche reproducía en su mente la película de su recuperación. Siempre terminaba con la misma escena: él corriendo por la playa cerca de su casa, con las olas rompiendo y el sol calentando su rostro.

Lo sentía tan intensamente que su cuerpo comenzó a desearlo.

Pasaron los meses y los ensayos mentales se volvieron más naturales. Marcus notó que el dolor disminuía, su sueño mejoraba y su motivación crecía. Su terapeuta comentó que su progreso era inusualmente rápido.

—Es como si tu cuerpo ya supiera qué hacer.

Marcus pensó en silencio: *Sí... porque se lo he estado enseñando todos los días.*

El momento decisivo llegó una tarde tranquila. Estaba junto a las barras paralelas de terapia cuando su terapeuta dio un paso atrás.

—Intenta dar un paso sin mi ayuda —le dijo.

Marcus dudó. Cerró los ojos por un instante y reprodujo la imagen en su mente: piernas fuertes, equilibrio estable, movimiento hacia adelante.

Entonces se movió.

Un paso.

Luego otro.

Una risa escapó de su garganta, mitad incredulidad, mitad alegría. La sala estalló en aplausos.

Esa noche, Marcus estaba sentado solo en el patio del hospital. El cielo estaba pintado de naranja y violeta. Movió su pierna lentamente y observó cómo obedecía.

—He estado caminando en mi mente durante meses —susurró—. Ahora mi cuerpo solo está poniéndose al día.

Cuando finalmente salió del hospital, continuó practicando la visualización, no solo para el movimiento, sino para todo. Cuando sentía dolor, imaginaba calma. Cuando aparecía el miedo, visualizaba luz recorriendo su columna.

Cada imagen era como una pincelada pintando su nueva realidad.

Años después, Marcus se convirtió en entrenador motivacional para pacientes con lesiones de columna. Su mensaje era simple pero poderoso:

—No esperes la sanación. Créala. Tu cerebro no sabe la diferencia entre imaginar y hacer. Así que imagínalo hasta que se vuelva real.

Y cuando alguien dudaba, contaba su historia: cómo aprendió a caminar con su mente antes de poder caminar con su cuerpo.

Sonreía, daba un paso hacia adelante y decía:

—Todo lo que ves aquí empezó aquí —decía, tocándose suavemente la sien.

Así fue como Marcus descubrió el milagro escondido a plena vista: el cuerpo es el escenario, pero la mente es el director.

Y cuando ensayas la obra el tiempo suficiente, la actuación se vuelve realidad.

Capítulo 6: Coherencia entre la Respiración, el Corazón y el Cerebro — Activando el Estado Natural de Sanación del Cuerpo

La respiración es el puente entre la mente y el cuerpo. Es la única función que opera tanto de manera automática como consciente, lo que la convierte en el punto de entrada más poderoso para reprogramar el sistema nervioso. Cuando tu respiración cambia, tus ondas cerebrales cambian. Cuando tus ondas cerebrales cambian, la química de tu cuerpo le sigue. A través de la respiración controlada y la sincronización intencional entre el corazón y el cerebro, puedes transformar todo tu estado fisiológico, pasando del estrés y la inflamación a la calma, la regeneración y la sanación. Este proceso se llama coherencia: una alineación armoniosa entre tus pensamientos, emociones y ritmos corporales.

La mayoría de las personas vive en un estado de incoherencia sin darse cuenta. Su respiración es superficial, irregular o contenida. Su ritmo cardíaco fluctúa de manera impredecible. Su cerebro oscila entre ondas beta ansiosas y estados de agotamiento. En este estado, el cuerpo está constantemente preparado para luchar o huir. La sanación, la digestión y la recuperación pasan a segundo plano. Pero cuando la respiración, el corazón y el cerebro se mueven en ritmo, ocurre lo contrario: tu sistema nervioso se estabiliza, tu sistema inmunológico se fortalece y tus hormonas se equilibran. La coherencia es el modo de sanación más natural y eficiente del cuerpo.

El primer paso para lograr coherencia es la conciencia de la respiración. Simplemente observar tu respiración sin cambiarla calma instantáneamente los centros de estrés del cerebro. En el momento en que te vuelves consciente de tu respiración, desactivas la red neuronal por defecto, la parte del cerebro responsable de la rumiación, la preocupación y el ruido mental. Este pequeño acto de conciencia recupera el control sobre tu estado fisiológico. Comienza sentándote erguido con los hombros relajados y los ojos cerrados. Inhala lentamente por la nariz durante cinco segundos, mantén el aire durante dos segundos y exhala por la boca durante cinco segundos. Continúa este ritmo durante varios minutos. Pronto tu ritmo cardíaco comenzará a sincronizarse con tu respiración: este es el comienzo de la coherencia.

El siguiente paso es la activación del corazón. El corazón no es solo una bomba; es un órgano inteligente con su propio sistema nervioso. Envía más información al cerebro de la que el cerebro le envía a él. Esta comunicación determina la regulación emocional, la intuición e incluso la respuesta inmunológica. Para activar el corazón, coloca tu mano sobre el pecho y dirige tu atención allí mientras respiras. Imagina que cada inhalación fluye directamente hacia tu corazón. Al exhalar, siente gratitud o compasión expandiéndose hacia afuera. La emoción es la señal eléctrica que amplifica la coherencia. La gratitud, el amor y la apreciación producen patrones cardíacos estables y rítmicos que influyen inmediatamente en el estado del cerebro, calmando la ansiedad y aumentando la concentración.

Una vez que la respiración y el corazón están sincronizados, el cerebro los sigue. Esta sincronización es medible: las ondas cerebrales disminuyen desde el caótico estado beta hacia el calmado estado alfa, e incluso hacia el profundamente restaurador estado theta. En este estado, las hormonas de sanación como la DHEA aumentan, mientras que las hormonas del estrés como el cortisol disminuyen. La reparación celular se acelera. La inflamación disminuye. Te sientes centrado pero lleno de energía, un estado que los atletas llaman "la zona" y los sanadores llaman "alineación". La clave es la constancia. Practicar la coherencia incluso durante 10 minutos dos veces al día puede entrenar tu sistema nervioso para mantenerse equilibrado bajo presión.

Para profundizar la práctica, incorpora visualización. Mientras respiras rítmicamente, imagina luz o energía expandiéndose desde tu corazón hacia todo tu cuerpo. Visualiza esta luz bañando tus órganos, nervios y células con calma y vitalidad. Cada respiración alimenta esa luz; cada exhalación libera tensión. Con el tiempo notarás que tu ritmo cardíaco en reposo disminuye, tus pensamientos se vuelven más lentos y tus emociones se estabilizan. También experimentarás mayor intuición, un conocimiento interno que surge cuando el corazón y el cerebro se comunican libremente. Este estado intuitivo mejora la toma de decisiones y te ayuda a percibir lo que tu cuerpo necesita para sanar.

La práctica diaria de la coherencia no requiere largas horas ni equipos especiales. Puedes hacerlo antes de dormir, durante una reunión estresante o mientras esperas en el tráfico. El objetivo no es escapar de tu entorno, sino convertirte en el centro de calma dentro de él. Cuando la coherencia se convierte en tu estado natural, tu mundo externo comienza a alinearse con ella. Las relaciones se vuelven más fluidas, la creatividad aumenta y el cuerpo funciona como un instrumento finamente afinado. Esto ocurre porque tu frecuencia interna es estable, y todo a tu alrededor responde a esa estabilidad.

Recuerda: el ritmo de tu respiración es el ritmo de tu vida. Una respiración superficial y acelerada produce una vida superficial y acelerada. Una respiración profunda y consciente produce profundidad, claridad y control. La coherencia no es solo una técnica; es una forma de vivir que reprograma tu cerebro y tu corazón para funcionar como un solo sistema. Cuando la dominas, ya no reaccionas a la vida; la creas desde un lugar de paz, fuerza y armonía.

Ahora hablemos de Alex

Durante años, Alex vivió en un estado constante de pánico silencioso. Desde afuera parecía exitoso: un paramédico dedicado, siempre en movimiento, salvando vidas. Pero por dentro, su mente nunca se detenía. Incluso cuando no estaba de guardia, cargaba la tensión invisible de cada emergencia que había presenciado. Por la noche, su corazón se aceleraba sin razón. Su respiración era superficial y sus pensamientos incesantes.

—Es solo el trabajo —se decía a sí mismo.

Pero en el fondo sabía que era algo más: su cuerpo había olvidado cómo descansar.

Un día, después de casi desmayarse por agotamiento durante un rescate, su médica le ordenó tomarse un descanso.

—Tu sistema nervioso está sobrecargado —le dijo—. Necesitas aprender a respirar otra vez.

Alex se rió ante lo absurdo.

—¿Respirar? Eso lo hago todo el día.

Pero ella le entregó una pequeña tarjeta con tres palabras escritas en mayúsculas:

PRÁCTICA DE RESPIRACIÓN COHERENTE

Esa noche se sentó solo en el porche de su casa, mientras el cielo de Florida se teñía de naranja. Cerró los ojos y siguió las instrucciones: inhalar cinco segundos, sostener, exhalar cinco segundos. Al principio se sentía forzado. Su mente saltaba entre pensamientos: facturas, sirenas, recuerdos de trauma.

Pero después de varios minutos, algo cambió.

Su corazón comenzó a desacelerarse. El espacio entre sus pensamientos se amplió. Por primera vez en meses, sintió que su cuerpo se relajaba, no por cansancio, sino por paz.

Durante la semana siguiente practicó mañana y noche. Cada sesión se sentía como afinar un instrumento. Notó cambios sutiles: dormía mejor, tenía menos ansiedad y menos dolores de cabeza.

Pero el verdadero cambio llegó cuando añadió el siguiente paso: respirar a través del corazón.

Siguiendo un video que encontró en internet, Alex colocó su mano sobre el pecho, cerró los ojos e imaginó que su respiración fluía directamente hacia su corazón. Luego recordó un momento en que su hija reía en la playa, con sus pequeñas manos llenas de arena.

Una ola de calor recorrió su cuerpo.

Por primera vez en años sintió algo más fuerte que el miedo: gratitud.

Esa emoción lo cambió todo. Su pecho se suavizó, su pulso se estabilizó y sus pensamientos se disolvieron en silencio. Era como si su cuerpo hubiera estado esperando esa señal: un mensaje de seguridad.

Con el tiempo, la práctica se convirtió en su ancla. En momentos de estrés, hacía una pausa, respiraba a través del corazón y recuperaba la calma al instante. Sus colegas comenzaron a notarlo.

—Te ves diferente —le dijo uno—. Menos tenso.

Alex sonrió. No era diferente; simplemente estaba alineado.

Meses después, durante un turno nocturno, respondió a un accidente grave. El caos era intenso: luces intermitentes, voces gritando, sirenas sonando. Pero por dentro estaba tranquilo.

Respiraba en ritmo, se movía con precisión, su corazón estaba estable.

Después del incidente, su compañero le preguntó:

—¿Cómo te mantienes tan calmado?

Alex respondió:

—Respiro hasta que mi cerebro escucha a mi corazón.

Esa noche, mientras conducía a casa bajo las estrellas, reflexionó sobre lo simple que había sido el cambio. Sin medicamentos. Sin terapias complicadas. Solo respiración, enfoque y emoción practicados diariamente hasta convertirse en instinto.

Una noche se sentó junto a su hija mientras ella se dormía. Su respiración era lenta y rítmica, tranquila y pura. Alex igualó su respiración con la de ella y sonrió.

—Eso es coherencia —susurró—. El corazón y el cerebro bailando juntos.

Años después, Alex enseñaba talleres de respiración para socorristas que luchaban contra el agotamiento. Siempre les decía:

—No tienes que escapar del estrés. Tienes que cambiar la forma en que tu cuerpo lo interpreta. Cuando tu respiración, tu corazón y tu cerebro hablan el mismo lenguaje, la sanación comienza automáticamente.

Cada sesión terminaba igual: todos respirando al unísono, la sala llena de un ritmo silencioso que se sentía como paz colectiva.

Mientras los guiaba, Alex cerraba los ojos y colocaba su mano sobre el corazón, no para enseñar, sino para recordarse a sí mismo.

La respiración le había devuelto la vida.

Y ahora, cada inhalación susurraba: **Estás a salvo.**
Cada exhalación respondía: **Estás completo.**

Capítulo 7: Sueño y Regeneración — Cómo el Descanso Profundo Repara el Cuerpo y la Mente

El sueño no es un lujo; es una necesidad biológica, una ventana sagrada durante la cual el cerebro y el cuerpo reparan, reorganizan y se renuevan. Mientras duermes, tu cerebro elimina toxinas, consolida la memoria y se reconfigura. Tu cuerpo libera hormonas de crecimiento, repara tejidos y restaura energía a nivel celular. Cada noche se te brinda la oportunidad de sanar desde dentro hacia afuera, si lo permites. Sin embargo, en la sociedad moderna el sueño verdaderamente reparador se ha vuelto raro. Muchas personas caen en un descanso superficial, lleno de interrupciones, estrés y sobreestimulación digital. El resultado es fatiga crónica, desequilibrio hormonal, inmunidad debilitada y envejecimiento acelerado. Para dominar la sanación, debes dominar el sueño: la base de la regeneración.

El cerebro opera en ciclos rítmicos conocidos como ritmos circadianos, gobernados por la salida y la puesta de la luz. Cuando ignoras estos ciclos naturales — quedándote despierto hasta tarde bajo luz artificial o mirando pantallas antes de dormir — el reloj interno del cerebro se confunde. La glándula pineal, que regula la melatonina, no logra enviar eficazmente la señal de sueño. Sin un descanso consistente y de alta calidad, tu cerebro permanece inflamado, tus emociones se vuelven inestables y tu metabolismo se ralentiza. El primer paso para recuperar la regeneración es volver a sincronizarte con el ritmo de la naturaleza. Acuéstate y despiértate a horas constantes, idealmente alineadas con el ciclo del sol. La exposición a la luz solar por la mañana ayuda a reiniciar tu ritmo circadiano, mientras que la oscuridad estimula la producción de melatonina por la noche.

Crear un santuario para dormir es el siguiente paso. Tu dormitorio debe ser un templo para el descanso: fresco, oscuro y silencioso. Retira los dispositivos electrónicos, apaga el Wi-Fi por la noche si es posible y elimina las fuentes de luz azul. La temperatura ideal debe mantenerse entre 18 y 20 °C (65–68 °F), ya que el aire fresco indica al cuerpo que libere hormonas del sueño. Invierte en ropa de cama cómoda, mantén la habitación libre de desorden y reserva la cama únicamente para dormir y para la intimidad. Estos límites físicos entrenan al cerebro para asociar ese espacio con restauración y no con estimulación.

La mente también debe aprender a soltar. Muchas personas intentan dormir mientras su cerebro permanece atrapado en modo de resolución de problemas. Repasan los eventos del día, planifican las tareas del mañana y repiten conversaciones, todo lo cual mantiene activa la respuesta al estrés. Para preparar la mente para el descanso, crea un ritual nocturno de desaceleración. Una hora antes de dormir, atenúa las luces, silencia las notificaciones y evita contenidos estimulantes. Bebe una taza de té de hierbas, toma una ducha tibia o lee algo inspirador. Luego practica un breve ejercicio de respiración coherente: inhala durante cinco segundos y exhala durante cinco segundos, enfocándote en la gratitud por el día. Esto cambia tus ondas cerebrales de beta de alta frecuencia (alerta) a alfa más lenta (calma) y finalmente a theta (preparada para el sueño). La gratitud libera serotonina, que luego se convierte en melatonina, la molécula natural del sueño.

La nutrición y el movimiento también influyen en la regeneración. Evita comidas pesadas, cafeína y alcohol dentro de las tres horas previas al sueño. Aunque el alcohol puede producir somnolencia, interrumpe los ciclos de sueño profundo e impide la desintoxicación completa del cerebro. Estiramientos suaves o yoga por la noche pueden relajar los músculos y señalarle al cuerpo que el descanso se aproxima. De igual manera, mantener niveles estables de azúcar en sangre durante el día evita picos de cortisol por la noche, permitiendo un descanso continuo.

Durante el sueño profundo, el cerebro entra en la frecuencia de ondas delta, el estado donde la neurogénesis (creación de nuevas células cerebrales) y la reparación de tejidos alcanzan su punto máximo. El sistema glinfático — similar al sistema linfático — elimina toxinas, incluyendo proteínas beta-amiloide relacionadas con el Alzheimer. Este proceso solo ocurre cuando estás dormido. La privación crónica del sueño literalmente impide que tu cerebro se limpie a sí mismo. A largo plazo, conduce a pérdida de memoria, inmunidad deficiente y envejecimiento prematuro. Al priorizar el sueño profundo, permites que tu cuerpo se desintoxique naturalmente cada noche, un proceso más poderoso que cualquier suplemento.

Si luchas con insomnio o sueño inquieto, identifica las raíces emocionales. La ansiedad, los pensamientos no resueltos y el miedo a menudo mantienen la mente alerta. Escribir en un diario antes de dormir puede ayudar a liberar el ruido mental. Anota lo que salió bien, aquello por lo que estás agradecido y lo que puedes soltar hasta la mañana siguiente. También puedes usar visualización para entrar en el descanso: imagina que flotas sobre agua tranquila, rodeado de luz. Con cada exhalación, deja ir otra capa de tensión. A medida que tu cerebro entra en frecuencias más lentas, tu sistema inmunológico se activa, reparando cada célula y órgano.

Dormir no es escapar de la vida; es el ensayo para vivir bien. Cada noche de descanso verdadero te prepara para cada día de fuerza y claridad. Cuando aprendes a rendirte al sueño profundo, desbloqueas el plano natural de sanación del cuerpo. A la mañana siguiente, tu cerebro estará más agudo, tus emociones más estables y tu espíritu más centrado. Recuerda: la energía no se obtiene a través del esfuerzo, se restaura a través de la recuperación. La regeneración no es algo que ganas; es algo que permites.

La solución del sueño

Elena había olvidado lo que se sentía despertarse realmente descansada. Cada mañana era una negociación entre el agotamiento y la obligación. El café se convirtió en su salvavidas, las siestas en su único alivio. Por la noche, su mente se negaba a descansar. Permanecía acostada mirando su teléfono, con los ojos pesados pero la mente inquieta, repasando el día una y otra vez. Su cuerpo dolía, su ánimo se oscurecía y su concentración desaparecía. Su médico sugirió que el estrés era la causa.

—Intenta dormir más —le dijo con suavidad.

Pero ¿cómo podía intentar dormir? Dormir era lo único que no podía controlar.

Una noche, después de otra sesión interminable de vueltas en la cama, Elena encontró un podcast sobre la neurociencia del descanso. El presentador hablaba de la "respiración coherente" y de cómo el cuerpo sana durante el sueño de ondas delta. Algo hizo clic en su mente: había estado intentando forzar el sueño en lugar de prepararse para él.

Esa noche apagó el teléfono, bajó la intensidad de las luces y se sentó tranquilamente en el borde de la cama. Respiró cinco veces profundamente, inhalando por la nariz y exhalando por la boca, como indicaban las instrucciones. Al principio su cuerpo se resistió. Su mente susurraba: *No funcionará.* Pero continuó.

En pocos minutos, sus hombros descendieron, su mandíbula se relajó y su ritmo cardíaco se ralentizó. Imaginó cada respiración como una ola suave que se llevaba el ruido del día. Antes de darse cuenta, se había quedado dormida sentada, algo que no ocurría desde hacía años.

A la mañana siguiente despertó antes de que sonara la alarma. No estaba completamente descansada, pero algo se sentía diferente. Su mente estaba más clara, su cuerpo más ligero. Era una pequeña victoria.

Animada, hizo cambios. Comenzó a tratar la hora de dormir como un ritual sagrado en lugar de una ocurrencia tardía. No más pantallas nocturnas ni correos frenéticos. Sustituyó el brillo azul de su teléfono por la luz cálida de una lámpara.

Preparaba té de manzanilla y leía algunas páginas de una novela cada noche. Su habitación se convirtió en un santuario: fresca, tranquila y sin desorden. Era su nuevo templo de sanación.

También comenzó a escribir en su diario antes de dormir. Cada entrada comenzaba igual:

Hoy estoy agradecida por...

Algunas noches era la risa de su hija; otras, simplemente el calor de su manta. La gratitud, notó, calmaba su mente. Cuando aparecían pensamientos de culpa o preocupación, se decía: *Mañana lo resolveré. Esta noche es para sanar.*

Su respiración se volvía lenta, sus párpados pesados y su cuerpo comenzaba a confiar en la rutina.

Después de varias semanas ocurrió algo notable. Su dolor crónico de espalda, que había persistido durante años, empezó a desaparecer. Su estado de ánimo se estabilizó. Incluso su piel se veía más luminosa. En el trabajo, sus colegas notaron el cambio.

—Te ves diferente —le dijo uno—. Más feliz.

Ella sonrió.

—Finalmente estoy durmiendo —respondió.

Pero en el fondo sabía que era más que eso. Estaba regenerándose.

Una noche, acostada en la cama, visualizó su cuerpo sanando capa por capa. Imaginó su cerebro limpiando toxinas como un río suave que fluye por un bosque, sus células brillando con vitalidad. Imaginó su corazón descansando entre latidos, sus músculos relajándose, sus órganos armonizándose.

Con cada respiración lenta susurraba:

—Gracias, cuerpo. Puedes descansar ahora.

Las palabras se convirtieron en su canción de cuna.

Meses después, Elena ya no necesitaba alarma. Su cuerpo despertaba naturalmente con el amanecer, tranquilo y renovado. Se sentía conectada, no solo con su propio ritmo, sino con el ritmo de la vida misma. Sus mañanas se convirtieron en una meditación, sus noches en un regreso a casa.

A veces pensaba en aquellas noches sin dormir y sonreía. No había curado su insomnio mediante esfuerzo; había soltado el control. Había dejado de perseguir el descanso y había aprendido a recibirlo.

Ahora, cuando sus amigos se quejaban de cansancio, ella les decía suavemente:

—Dormir no es algo en lo que simplemente caes. Es algo para lo que te preparas... como una ceremonia sagrada.

Y cada noche, al cerrar los ojos, Elena sentía la antigua sabiduría de su cuerpo despertando, no a la luz del día, sino en el silencio sanador del sueño.

Capítulo 8: Nutrición para el Cerebro Sanador — Alimentando la Mente que Repara el Cuerpo

Tu cerebro consume aproximadamente el 20% de la energía de tu cuerpo, aunque pesa solo alrededor de un kilo y medio. Cada pensamiento, emoción y recuerdo depende del combustible que le proporcionas. La conexión entre la alimentación y la salud mental es innegable: la química de tu cerebro, el equilibrio hormonal y la fortaleza de tu sistema inmunológico están profundamente influenciados por lo que comes. La nutrición no se trata solo de calorías o control del peso; se trata de información. Cada bocado envía instrucciones moleculares a tus células que pueden promover inflamación y enfermedad o estimular la sanación y la regeneración. Para construir un cerebro capaz de sanarse a sí mismo, debes aprender a comer de una manera que apoye el funcionamiento neural óptimo, el equilibrio hormonal y la vitalidad a largo plazo.

El cerebro está compuesto en gran parte por grasa, especialmente ácidos grasos omega-3 como el DHA, que forman la estructura de las neuronas y ayudan a transmitir señales entre las células cerebrales. Sin suficientes grasas saludables, las neuronas pierden flexibilidad y la comunicación neuronal se vuelve más lenta. La inflamación aumenta, la claridad mental disminuye y la regulación del estado de ánimo se debilita. Para revertir esto, concéntrate en grasas antiinflamatorias como las que se encuentran en los aguacates, semillas de lino, semillas de chía, nueces y pescados de agua fría como el salmón y las sardinas. Si sigues una dieta basada en plantas, el aceite de algas proporciona una fuente rica de DHA. Estas grasas literalmente reconstruyen las membranas de tus células cerebrales, haciéndolas más fuertes y resilientes.

Igualmente importantes son los antioxidantes: nutrientes que protegen tus neuronas del estrés oxidativo, el "óxido celular" causado por el estrés, la contaminación y una mala alimentación. Las mejores fuentes incluyen frutas y verduras coloridas como arándanos, kale, espinaca, cúrcuma, remolacha y té verde. Estos alimentos neutralizan los radicales libres y estimulan la producción del factor neurotrófico derivado del cerebro (BDNF), un compuesto que promueve la neuroplasticidad: la capacidad del cerebro para crecer y adaptarse. En otras palabras, consumir alimentos ricos en antioxidantes hace que tu cerebro sea más capaz de sanarse a sí mismo.

El azúcar, por otro lado, es el enemigo silencioso del cerebro. El consumo excesivo de azúcar provoca inflamación crónica, daña los vasos sanguíneos y reduce la sensibilidad a la insulina en el cerebro. Con el tiempo, esto puede conducir a deterioro cognitivo, ansiedad y depresión. Para apoyar un cerebro que sana, elimina el azúcar refinada y los carbohidratos procesados. En su lugar, elige carbohidratos de digestión lenta como quinoa, avena, batatas y legumbres. Estos proporcionan una liberación constante de glucosa — el combustible preferido del cerebro — sin causar picos dañinos de insulina.

La proteína es el material de construcción de los neurotransmisores, los mensajeros químicos que regulan el estado de ánimo y la cognición. Aminoácidos como el triptófano, la tirosina y la glutamina son precursores de la serotonina, la dopamina y el GABA: las moléculas que determinan si te sientes tranquilo, motivado o equilibrado. Incluye porciones moderadas de proteína limpia en cada comida: lentejas, huevos, tofu, frijoles, semillas de cáñamo o carnes de animales alimentados con pasto si sigues una dieta omnívora. Cuando se combinan con carbohidratos complejos y grasas saludables, las proteínas aseguran que tu cerebro reciba las materias primas necesarias para mantener estabilidad emocional y mental.

La hidratación es otro pilar clave para la salud cerebral. El cerebro está compuesto en un 75% por agua, e incluso una deshidratación leve afecta la memoria, la concentración y el estado de ánimo. Bebe agua durante todo el día, preferiblemente filtrada y libre de metales pesados. Evita el exceso de cafeína, que deshidrata y sobreestimula el sistema nervioso. Las infusiones de hierbas, el agua de coco y el agua mineral natural son excelentes alternativas que mantienen el equilibrio de electrolitos y apoyan la comunicación eléctrica entre las neuronas.

Más allá de los macronutrientes, los micronutrientes — vitaminas y minerales — desempeñan funciones críticas en la sanación cerebral. El magnesio calma el sistema nervioso, el zinc apoya la función de los neurotransmisores y las vitaminas del complejo B son esenciales para el metabolismo energético y la regulación del estado de ánimo. Las verduras de hoja verde, semillas, frutos secos y granos integrales proporcionan estos nutrientes en abundancia. La vitamina D, a menudo llamada "la vitamina del sol", también es fundamental. Los niveles bajos de vitamina D se asocian con depresión y deterioro cognitivo, por lo que la exposición diaria al sol o la suplementación pueden marcar una gran diferencia.

Finalmente, el momento en que comes también importa. El cerebro y el sistema digestivo funcionan mejor con ritmos consistentes. Comer comidas pesadas tarde en la noche interrumpe el sueño y ralentiza la reparación celular. En su lugar, intenta que tu última comida sea al menos tres horas antes de dormir. El ayuno intermitente — o simplemente dejar pasar entre 12 y 14 horas entre la cena y el desayuno — permite que el sistema digestivo descanse y que el cerebro se desintoxique. Durante los periodos de ayuno, tu cuerpo produce cetonas, que alimentan al cerebro de manera más eficiente que la glucosa y promueven claridad mental y concentración.

La forma más sencilla de recordar cómo alimentar un cerebro sanador es esta: come lo más cerca posible de la naturaleza. Cuantos menos ingredientes, mejor. Elige alimentos que aún parezcan provenir de la tierra, no de una fábrica. Cuando comes alimentos limpios e integrales con conciencia y gratitud, tu cuerpo y tu cerebro regresan al equilibrio. La nutrición no es solo ciencia; es energía, frecuencia y comunicación. El acto de nutrirte conscientemente le dice a tu cuerpo: **estoy eligiendo vida, estoy eligiendo salud**. Con el tiempo, esas elecciones se convierten en tu biología.

Mejor comida para Maya

Maya era una talentosa diseñadora gráfica, pero últimamente su creatividad había desaparecido. Podía pasar horas mirando la pantalla sin lograr concentrarse. Sus pensamientos se sentían nublados y su estado de ánimo bajo.

—Tal vez es agotamiento —dijo su médico, recomendándole descansar más.

Pero descansar no ayudaba. El café se convirtió en su muleta: tres, a veces cuatro tazas al día, seguido de cenas para llevar y bocadillos nocturnos. Su cuerpo estaba sobreviviendo, no prosperando.

Una tarde, mientras leía un artículo sobre salud cerebral, encontró una frase que la impactó profundamente:

"Cada célula de tu cuerpo escucha lo que comes."

Se quedó en silencio. Se dio cuenta de que había estado alimentando su cerebro con basura mientras esperaba que produjera brillantez.

Esa misma noche vació su despensa: tiró bolsas de papas fritas, galletas y bebidas azucaradas, y las reemplazó con frutas frescas, frutos secos y granos integrales.

—Si puedo diseñar algo hermoso en una pantalla —pensó— también puedo diseñar algo hermoso dentro de mí.

Los primeros días fueron difíciles. Su cuerpo ansiaba azúcar y cafeína. Sus dolores de cabeza empeoraron antes de mejorar. Pero se mantuvo firme.

Cada mañana preparaba un batido de espinaca, arándanos y semillas de chía. En el almuerzo cambió los sándwiches por ensaladas coloridas con aceite de oliva. Al final de la primera semana su energía comenzó a cambiar. Se despertaba antes de la alarma y notó que sus pensamientos estaban más claros y su ansiedad más ligera.

Animada, empezó a aprender más. Descubrió cómo los omega-3 reconstruyen neuronas, cómo la cúrcuma reduce la inflamación cerebral y cómo el magnesio calma el sistema nervioso.

La comida dejó de ser solo alimento: se convirtió en medicina.

Creó lo que llamaba su **"menú para el cerebro"**: salmón a la parrilla con quinoa, tostadas de aguacate con semillas de cáñamo, sopa de lentejas con cúrcuma y jengibre. Incluso comenzó a comer de forma consciente, masticando lentamente, saboreando los sabores y agradeciendo silenciosamente su comida antes de cada comida.

En un mes, el cambio era evidente. Su piel brillaba, su creatividad regresó y su concentración se agudizó. Sus compañeros de trabajo lo notaron.

—¿Cuál es tu secreto? —preguntó uno.

Maya sonrió.

—Comencé a alimentar mi cerebro en lugar de solo mi apetito.

Pero la transformación fue más profunda que la nutrición. Se volvió espiritual. Mientras preparaba sus comidas, encontró alegría en el ritmo: cortar verduras, remover sopas, organizar colores en su plato.

Cocinar se convirtió en una meditación.

Cada ingrediente parecía vivo con propósito. Cuando se sentaba a comer, a menudo cerraba los ojos y visualizaba su comida como luz entrando en sus células, sanando y energizando desde dentro.

Una noche, después de cenar, Maya reflexionó sobre lo lejos que había llegado. La niebla mental había desaparecido. La ansiedad que antes la perseguía se había desvanecido. Su mente estaba clara, sus emociones equilibradas y su creatividad fluía nuevamente.

Comprendió que sanar no era complicado. Se trataba de volver a la simplicidad, escuchar a su cuerpo y honrar sus necesidades.

Comenzó a compartir su proceso en línea, publicando fotos de sus comidas coloridas con frases como:

“Tu cerebro es tu primer lienzo — aliméntalo bien.”

Las personas conectaron profundamente. Llegaban mensajes de desconocidos agradeciéndole por inspirarlos a comer con conciencia.

Meses después, ya no deseaba cafeína ni azúcar. Su energía venía desde dentro. Reía con más facilidad, dormía mejor y trabajaba con más alegría.

Una noche escribió en su diario:

"Antes comía para llenar el tiempo. Ahora como para construir vida. Cada bocado es una pincelada en la obra maestra de mi mente."

Maya comprendió la verdad que tanto la ciencia como la espiritualidad susurran: la sanación comienza con la forma en que te nutres.

La comida ya no era consuelo ni control.

Era creación.

Y al elegir un mejor combustible, no solo reconstruyó su cerebro... reconstruyó todo su ser.

Capítulo 9: Movimiento e Integración Mente–Cuerpo — Reprogramando la Salud a Través del Flujo Físico

Tu cuerpo fue diseñado para moverse, no simplemente para existir. El movimiento no es solo un acto mecánico de quemar calorías o desarrollar músculo — es comunicación. Cada estiramiento, paso o respiración que realizas envía mensajes al cerebro, influyendo en tus pensamientos, tu estado de ánimo e incluso en la expresión genética. La conexión mente-cuerpo no es una metáfora; es biológica. El ejercicio estimula la neurogénesis (la creación de nuevas células cerebrales), aumenta el suministro de oxígeno y nutrientes y mejora la neuroplasticidad, lo que significa que tu cerebro literalmente se reorganiza a través del movimiento. En realidad, el movimiento es medicina — la receta más pura y natural para la claridad mental, el equilibrio emocional y la vitalidad física.

La vida moderna nos ha desconectado de esta verdad. Permanecer sentado durante largas horas, depender de pantallas y vivir bajo estrés crónico ha creado una población de mentes atrapadas en cuerpos inmóviles. Cuando dejas de moverte, tu cerebro lo interpreta como una señal de declive. El flujo sanguíneo disminuye, las conexiones neuronales se debilitan y la resiliencia emocional se reduce. Sin embargo, cuando te mueves conscientemente — caminando, estirando, bailando o incluso respirando profundamente — tu cerebro se activa, tu estado de ánimo mejora y tu cuerpo comienza a repararse a sí mismo. El movimiento regular y consciente despierta sistemas dormidos, mejora el flujo linfático, reduce la inflamación y restablece el equilibrio hormonal.

La clave para sanar a través del movimiento no está en la intensidad sino en la conciencia. El movimiento sanador no se trata de competencia; se trata de conexión. Ya sea que practiques yoga, tai chi, natación o caminatas, lo más importante es que tu respiración, tu atención y tu cuerpo estén sincronizados. Cuando te mueves con presencia, el cerebro libera endorfinas y serotonina, neurotransmisores que promueven la alegría y reducen la percepción del dolor. El cerebelo, que coordina el movimiento, se comunica directamente con los centros emocionales del cerebro. Por eso el movimiento rítmico e intencional puede aliviar la depresión y la ansiedad con tanta eficacia como algunos medicamentos, pero sin efectos secundarios.

Para activar la conexión mente-cuerpo, comienza con algo pequeño. Dedica cinco minutos cada mañana a moverte suavemente: estira tu columna, rota tus articulaciones y respira profundamente hacia tu abdomen. Imagina que despiertas tu cuerpo célula por célula. Estos pequeños movimientos activan la propiocepción — la conciencia que tu cuerpo tiene de sí mismo en el espacio — y envían una poderosa retroalimentación al cerebro de que estás vivo y presente. Mientras te mueves, inhala por la nariz y exhala por la boca, uniendo respiración y movimiento en un solo flujo. Cuando sincronizas estos patrones, tu sistema nervioso entra en coherencia y tu mente se calma de manera natural.

Caminar es quizás una de las prácticas de sanación más subestimadas de todas. Fortalece el corazón, regula el azúcar en la sangre y estimula la creatividad al activar ambos hemisferios del cerebro al mismo tiempo. Intenta caminar de forma consciente entre 20 y 30 minutos al día. Camina sin distracciones. Deja tu teléfono. Siente tus pies conectándose con la tierra, tu corazón alineándose con tus pasos y tu respiración sincronizándose con tu ritmo. Cada paso es una afirmación: **estoy aquí, estoy sanando, soy libre**. Esta caminata meditativa te conecta con el momento presente y llena tu cuerpo de oxígeno — la fuerza sanadora más pura de la naturaleza.

El entrenamiento de resistencia y fuerza también juega un papel importante en la salud neurológica. Desarrollar músculo mejora la sensibilidad a la insulina, libera hormonas de crecimiento y potencia la función cerebral. Pero el entrenamiento de fuerza para sanar no requiere levantar grandes pesos — incluso ejercicios con el propio peso corporal como flexiones, sentadillas o bandas de resistencia pueden tener un efecto profundo en la química del cerebro. El movimiento que te desafía sin agotarte enseña a tu cerebro adaptabilidad — el mismo principio de neuroplasticidad que gobierna la resiliencia mental.

Si estás recuperándote de una enfermedad o lesión, concéntrate en movimientos lentos y restauradores. Estira suavemente, respira conscientemente y visualiza tu cuerpo sanando con cada movimiento. Combina movimiento con visualización: imagina tus articulaciones lubricadas, tu sangre fluyendo libremente y tus células pulsando con energía. Esta combinación de movimiento físico e imaginación mental amplifica la sanación de manera exponencial — porque tu cerebro interpreta el movimiento imaginado y el movimiento físico de manera similar.

Sobre todo, muévete con alegría. La sanación no prospera en la tensión. Baila con tu canción favorita, cultiva un jardín bajo el sol, nada en aguas abiertas — haz aquello que le recuerde a tu cuerpo que la vida está destinada a fluir. Cada movimiento lleno de alegría inunda tu cerebro con dopamina y oxitocina, sustancias que aceleran la reparación celular. Recuerda: el cuerpo humano no es una máquina que se desgasta — es un organismo inteligente que se regenera cuando recibe movimiento, oxígeno y amor.

Tu cerebro y tu cuerpo son socios en la creación. Cuando te mueves conscientemente, no solo ejercitas músculos – estás esculpiendo tu mente, equilibrando tus hormonas y enviando un mensaje claro a tus células: **estamos vivos, estamos creciendo, estamos completos**. El movimiento no es solo lo opuesto a la quietud; es el lenguaje mismo de la sanación.

La historia de Javier

Javier había sido arquitecto durante veinte años, diseñando hermosos espacios para otras personas, pero viviendo él mismo en una jaula de quietud. Las largas horas frente al escritorio le habían provocado dolor de espalda, fatiga y una constante niebla mental que hacía que pensar se sintiera como caminar a través del barro. Su médico le recetó relajantes musculares, pero lo dejaban somnoliento.

—Necesitas moverte más —le dijo el médico—. Caminar, estirarte, algo.

Javier sonrió con cortesía, pero por dentro pensó: *No tengo tiempo para eso.*

Una mañana dejó caer un lápiz debajo de su escritorio y sintió un dolor agudo subir por su columna cuando se inclinó para recogerlo. Se quedó inmóvil, jadeando. Fue una llamada de atención.

Ese fin de semana su hija lo convenció de salir a caminar por el vecindario. Al principio caminaba rígido, con las articulaciones protestando en cada paso. Pero a medida que pasaban los minutos algo cambió: el dolor se suavizó, su respiración se profundizó y una extraña ligereza llenó su pecho. Por primera vez en años se sintió presente — no planeando, no preocupándose, simplemente siendo.

Al día siguiente salió a caminar otra vez, esta vez solo. Sin música ni teléfono, comenzó a escuchar: el sonido de sus zapatos sobre el pavimento, el ritmo de su respiración, los pájaros saludando la mañana. El mundo parecía más nítido, más vivo. Cada paso liberaba algo dentro de él. Al final de la semana, caminar se había convertido en su ritual.

Ya no era ejercicio; era libertad.

Su mente comenzó a aclararse y con ella regresó su creatividad.

Inspirado, añadió estiramientos cortos por las mañanas: girar el cuello, levantar los brazos, torcer suavemente la columna. Notó cómo su estado de ánimo cambiaba cada vez que se movía con intención. La rigidez que antes parecía permanente empezó a desaparecer.

En un mes, la niebla mental había desaparecido.

Sus compañeros de trabajo lo notaron.

—Pareces más despierto, más alegre —dijo uno.

—Empecé a escuchar a mi cuerpo otra vez —respondió él.

Una tarde, mientras diseñaba una casa, Javier se dio cuenta de algo profundo: la forma en que movía su cuerpo influía en cómo diseñaba espacios. Cuando se sentía restringido, sus dibujos eran rígidos. Cuando caminaba antes de trabajar, sus diseños fluían como música.

El movimiento, comprendió, era el puente entre su creación interior y exterior.

Comenzó a explorar videos de yoga y tai chi en línea, atraído por el equilibrio entre fuerza y gracia. Su práctica favorita se convirtió en movimientos silenciosos al amanecer — de pie descalzo en su balcón, respirando con el cielo, dejando que cada postura fluyera hacia la siguiente.

Su cuerpo se volvió más fuerte, sí, pero lo que más lo sorprendió fue cómo su mente se calmaba.

Escribió en su diario:

"Cuando mi cuerpo se mueve, mi mente sana."

Meses después, Javier se unió a un grupo local de baile para adultos, algo que nunca habría imaginado hacer. Al principio se sentía torpe, tropezando con los pasos. Pero pronto la música lo envolvió. Rió, giró, tropezó — y por primera vez desde su infancia sintió pura alegría en movimiento.

Su dolor de espalda desapareció por completo, reemplazado por energía y ligereza.

Una noche, después de un largo día de baile, Javier se miró al espejo y abrió los brazos.

—Esto es lo que significa sanar —susurró.

No era una pastilla ni un tratamiento.

Era redescubrir el movimiento como el lenguaje de la vida.

Comenzó a animar a sus clientes a diseñar casas con espacios abiertos para estirarse, meditar y recibir luz natural.

—El movimiento pertenece a todas partes —les decía—. Es cómo el cuerpo recuerda que está vivo.

Años después, cuando alguien le preguntaba qué había cambiado su salud, Javier sonreía y decía:

—Empecé a caminar... y nunca dejé de hacerlo.

Cada paso se convirtió en una oración, cada respiración en una promesa.

El movimiento, aprendió, no se trata de reparar el cuerpo.

Se trata de recordar que la sanación comienza cuando el cuerpo y la mente vuelven a moverse como uno solo.

Capítulo 10: La Mente como Medicina — Entrenando el Cerebro para Mantener la Sanación a lo Largo de Toda la Vida

La sanación no es un evento — es un estado de conciencia. La mente es la farmacia más poderosa jamás creada, capaz de producir cada sustancia química, hormona y compuesto que tu cuerpo necesita para repararse y prosperar. El verdadero arte de la autosanación consiste en entrenar la mente para sostener ese estado todos los días. Mientras que la alimentación, el sueño y el movimiento restauran el cuerpo, las creencias y el enfoque del cerebro determinan si esos hábitos se convierten en transformaciones permanentes o en mejoras temporales. En este capítulo final, aprenderás cómo convertir tu mente en un instrumento de sanación para toda la vida mediante la conciencia, la meditación, la intención y la disciplina mental.

El cerebro funciona tanto como receptor como transmisor de tu realidad. Cuando tus pensamientos están enfocados, coherentes y alineados con emociones positivas, el cerebro envía señales armoniosas a cada célula de tu cuerpo. Cuando tus pensamientos están dispersos, llenos de miedo o autocrítica, esas mismas señales se vuelven caóticas, generando tensión, inflamación y enfermedad. La diferencia entre el deterioro y la renovación está determinada por aquello que la mente repite. El cerebro es una máquina de patrones: no distingue si el patrón es beneficioso o dañino; simplemente obedece la repetición. Por lo tanto, el dominio de la sanación comienza con el dominio del pensamiento.

El primer paso para entrenar la mente hacia una sanación duradera es la conciencia sin juicio. La mayoría de las personas no son conscientes de los miles de pensamientos que pasan por su mente cada día. Muchos de ellos son residuos del pasado — preocupaciones, arrepentimientos o creencias limitantes. Estos pensamientos producen ecos bioquímicos que mantienen al cuerpo atrapado en una química de estrés. Comienza observando tus pensamientos a medida que surgen, sin etiquetarlos como buenos o malos. Imagina que estás viendo nubes pasar por el cielo de tu mente. La conciencia por sí sola empieza a debilitar su carga emocional. En el momento en que reconoces que no eres tus pensamientos, sino el observador de ellos, obtienes la libertad de elegir nuevos.

Una vez que desarrollas conciencia, el siguiente paso es la redirección mental. Cuando te sorprendas pensando de una manera que contradice la sanación — "Estoy cansado", "Estoy empeorando", "Nada cambia" — haz una pausa, respira y reemplaza ese pensamiento con una afirmación sanadora. Pero ve más allá de las palabras: siente el nuevo pensamiento en tu cuerpo. Por ejemplo, di: "Mi cuerpo está restaurando el equilibrio ahora mismo", y toma una respiración lenta que acompañe esa afirmación. Tu cuerpo creerá más en la emoción que en el lenguaje. Con el tiempo, esta práctica condiciona al cerebro para que adopte de forma automática creencias constructivas y fortalecedoras incluso en situaciones difíciles.

La tercera clave es el entrenamiento meditativo. La meditación no se trata de silencio absoluto ni de escapar de la realidad; se trata de enfoque y recalibración. Se ha demostrado que diez minutos diarios de meditación pueden fortalecer la corteza prefrontal (responsable de la toma de decisiones) y reducir la actividad de la amígdala (responsable del miedo). Cuando se practica de forma constante, la meditación produce un cambio medible en las ondas cerebrales: de beta estresadas a alfa relajadas y theta creativas. Estas ondas más lentas abren la puerta a una sanación profunda. Siéntate cómodamente, cierra los ojos y enfócate en tu respiración o en el latido de tu corazón. Cuando aparezcan pensamientos, obsérvalos y vuelve a tu punto de atención. Con el tiempo, tu cuerpo aprenderá a asociar la quietud con seguridad, permitiendo que las hormonas de sanación dominen y que la química del estrés desaparezca.

La visualización y la intención profundizan aún más la práctica. Antes de dormir o al despertar, visualízate viviendo con perfecta salud — no como un deseo futuro, sino como una realidad presente. Siéntelo con todos tus sentidos. Este estado de ensayo mental enseña a tu subconsciente a producir automáticamente la bioquímica de la sanación. El subconsciente, que gobierna la mayoría de las funciones corporales, no distingue entre imaginación y realidad; responde a la emoción asociada al pensamiento. Cuando sientes repetidamente emociones de salud — gratitud, amor, vitalidad — tu cerebro comienza a enviar señales correspondientes a los sistemas inmunológico, endocrino y nervioso.

Finalmente, mantén una higiene mental del mismo modo que mantienes la higiene física. Limita la exposición a la negatividad, ya sea de los medios de comunicación, de conversaciones o de tu propio diálogo interno. Rodéate de información inspiradora y de personas que apoyen tu crecimiento. Mantén un diario de gratitud, anotando momentos diarios de alegría y progreso, por pequeños que sean. La gratitud activa centros cerebrales relacionados con la recompensa y el placer, llevando al sistema nervioso hacia la coherencia. Es imposible sentir gratitud y miedo al mismo tiempo; la primera neutraliza al segundo.

Cuando la mente se vuelve disciplinada, la paz deja de ser temporal — se convierte en la base. Comienzas a notar las primeras señales de desequilibrio y las corriges antes de que se conviertan en enfermedad. El cuerpo sigue la dirección de la mente como un estudiante fiel sigue a un maestro sabio. Cada célula escucha. El objetivo no es la perfección, sino la presencia. Una mente entrenada no elimina los desafíos — los transforma en oportunidades de renovación. Entonces la sanación se convierte en un estilo de vida, no en una tarea. Tu cerebro se convierte en tu aliado para toda la vida, tus pensamientos en tu medicina y tu paz interior en tu hogar permanente.

El nuevo medicamento de Claire

Después de la muerte de su madre, Claire sintió que su vida se había fracturado en miles de piezas invisibles. La ansiedad apretaba su pecho cada mañana, el agotamiento la seguía durante el día y el sueño se había convertido en un recuerdo lejano. Los médicos le diagnosticaron fatiga suprarrenal y le recetaron medicamentos, pero nada parecía tocar la raíz de su sufrimiento.

—Tus análisis están bien —le dijo un médico con suavidad—. Es estrés.

Claire casi se rió. *Si es estrés, estoy perdida*, pensó. *Porque no puedo detener mi mente.*

Una tarde, mientras ordenaba los libros antiguos de su madre, encontró un cuaderno lleno de citas escritas a mano. En la primera página había una frase que decía:

"La mente es el primer sanador del cuerpo."

Debajo, su madre había escrito: *Entrénala y el cuerpo escuchará.*

Algo en esa frase la golpeó como un relámpago.

Esa noche, en lugar de desplazarse por su teléfono en la cama, decidió sentarse en silencio y simplemente respirar. Sus pensamientos llegaron en avalancha — recuerdos, preocupaciones, dudas — pero los observó como quien observa las olas ir y venir. Por primera vez en meses no luchó contra ellos. Solo los observó. Poco a poco su respiración se profundizó.

Al día siguiente despertó sintiéndose un poco más ligera — no curada, pero tranquila.

Animada, decidió convertirlo en un hábito. Cada mañana se sentaba diez minutos, respirando lentamente e imaginando su cuerpo rodeado de una luz suave. Al principio su mente resistía. Susurraba: *Esto es inútil.* Pero ella continuó.

En una semana su ritmo cardíaco se estabilizó, sus dolores de cabeza disminuyeron y su sueño se profundizó. Empezó a escribir en un diario cada mejora, por pequeña que fuera:

"Dormí seis horas."
"No tuve pánico esta mañana."
"Hoy me reí."

Esas notas se convirtieron en sus nuevas afirmaciones, su nueva medicina.

Pronto comenzó a detectar sus viejos patrones mentales en tiempo real. Cuando su mente decía: "Nunca vas a mejorar", ella se detenía y respondía: "Estoy sanando ahora mismo." A veces no lo creía, pero lo decía de todos modos... hasta que un día sí lo creyó.

Su voz interior se suavizó.

En lugar de castigarse por sus imperfecciones, comenzó a agradecer a su cuerpo por intentar sanar. La guerra entre su mente y su cuerpo terminó lentamente. La paz, descubrió, no se encuentra: se entrena.

Una tarde se sentó junto a la ventana y visualizó su cuerpo como una sinfonía — cada órgano, cada célula y cada neurona trabajando en armonía. Imaginó su corazón brillando como un director de orquesta, enviando señales de equilibrio a través de su sangre.

Las lágrimas llenaron sus ojos, no de tristeza, sino de reconocimiento.

Durante años había esperado que algo externo la arreglara. Pero la sanación, comprendió, había estado esperando que recordara su propio poder.

Meses después, su energía había regresado. Su risa volvía a ser natural. Cuando sus amigos le preguntaban qué había cambiado, sonreía.

—Le enseñé a mi cerebro a dejar de luchar contra mí.

Explicaba su práctica diaria sencilla: diez minutos de meditación, escribir gratitud y elegir pensamientos que apoyaran su bienestar.

—Es como nutrición mental —decía—. Alimentas a tu cerebro con aquello en lo que quieres que tu cuerpo se convierta.

Una noche abrió el viejo cuaderno de su madre nuevamente y escribió una nueva frase debajo de la original:

“La mente es medicina. La creencia es la receta. La gratitud es la dosis diaria.”

Años después enseñaría mindfulness en un centro comunitario, guiando a personas que se sentían perdidas como ella una vez lo estuvo. Durante una clase, una joven preguntó:

—¿Cómo sé que está funcionando?

Claire sonrió.

—Cuando tu paz dura más que tus problemas —respondió— sabrás que tu mente se ha convertido en tu sanadora.

Mientras la clase cerraba los ojos para respirar, Claire colocó una mano sobre su corazón. Sus pensamientos estaban en silencio ahora, su cuerpo tranquilo.

La sanación ya no era algo que hacía.

Era algo que se había convertido en parte de lo que era.

Epílogo: El Cerebro que se Sana a Sí Mismo — Viviendo como la Medicina

Cuando llegas al final de este viaje — a través de la conciencia, la respiración, la creencia, el movimiento y la nutrición — te das cuenta de algo profundo: el sanador que has estado buscando siempre ha vivido dentro de ti. Cada lección, cada ejercicio y cada meditación de este libro no trataban de añadir algo nuevo, sino de recordar lo que ya era verdad. Tu cerebro nunca ha dejado de trabajar para ti. Simplemente ha estado esperando tu guía. Cuando le hablas con claridad, lo alimentas con intención y lo entrenas con constancia, responde como el aliado más fiel que puede existir.

El cerebro humano es un milagro de diseño. Aprende, olvida y se reconstruye continuamente. Se adapta al trauma y puede transformar el dolor en sabiduría. Es a la vez frágil e infinitamente resiliente. Sin embargo, la mayoría de las personas pasan por la vida sin darse cuenta del poder que late a pocos centímetros detrás de sus ojos: el poder de cambiar su biología, reescribir sus emociones y renovar su salud. El propósito de este libro nunca fue simplemente enseñarte a sanar tu cuerpo; fue recordarte que tu mente es el plano maestro de cada célula de tu ser. No eres un pasajero en tu cuerpo: eres el arquitecto, el director y el médico de tu mundo interior.

Cada pensamiento que tienes es una dosis de química. Cada emoción que sientes es una señal que le enseña a tu cuerpo cómo responder a la vida. La gratitud fortalece el sistema inmunológico. El miedo lo debilita. La alegría expande la energía. El resentimiento la agota. Cuando comprendes esto, comienzas a asumir la responsabilidad de tu clima interior. Dejas de esperar soluciones externas y empiezas a generar sanación desde dentro. Te conviertes en tu propio entorno: tranquilo, seguro y autosostenible.

La sanación, como ahora sabes, no consiste en eliminar síntomas. Consiste en restaurar la comunicación: entre el cerebro y el cuerpo, entre la mente consciente y la subconsciente, entre la persona que has sido y la persona que estás llegando a ser. Cuando esa comunicación fluye libremente, la energía también fluye libremente. Los dolores, la fatiga o la confusión que antes parecían enemigos se convierten en mensajes: señales que te guían de regreso al equilibrio. El cuerpo no te traiciona; te habla. Susurra a través de sensaciones, emociones e intuición. Cuando lo escuchas, ya no necesita gritar.

El camino hacia adelante no es un destino, sino un ritmo: un diálogo diario con tu propia inteligencia. Algunos días te sentirás alineado y radiante; otros, disperso o cansado. Ambos forman parte del proceso. La sanación no es lineal. Se despliega en olas, igual que la respiración. Inhala claridad, exhala duda. Inhala fe, exhala miedo. Cada vez que regresas a la conciencia, fortaleces nuevos caminos neuronales de paz y resiliencia. Cada repetición, cada acto de presencia, es una señal para tu cerebro de que estás a salvo — y la seguridad es la base de toda reparación.

Para sostener esta transformación, integra estas prácticas en tu vida en lugar de aislarlas como “tareas de bienestar”. Tu respiración siempre está contigo: úsala en el tráfico, durante conversaciones o mientras trabajas. La gratitud puede integrarse en las comidas o en los paseos al aire libre. El movimiento no requiere un gimnasio; puede ser el simple acto de estirarte al comenzar el día. La visualización puede practicarse antes de dormir o mientras esperas en una fila. La sanación no es algo que visitas: es una manera de vivir.

En momentos de duda, vuelve a las verdades que has aprendido:
No eres tu enfermedad.
No eres tu estrés.

No eres tu pasado.

Eres la conciencia capaz de transformar los tres.

La mente puede crear enfermedad, y también puede crear salud. Puede generar caos o coherencia, fatiga o vitalidad. Has aprendido cómo dirigir esta fuerza a través del pensamiento, la emoción y los hábitos. El mismo poder que una vez creó dolor ahora puede crear paz. A tu cerebro no le importa lo que construye — solo lo que repite. Así que repite amor. Repite gratitud. Repite alegría. El cerebro sigue al maestro que más lo entrena.

La ciencia comienza a demostrar lo que la sabiduría antigua siempre ha enseñado: que la mente no está limitada por el cuerpo, sino que lo guía. La meditación, la visualización y la creencia no son fantasías espirituales; son instrucciones fisiológicas. La gratitud reorganiza neuronas. El perdón reduce la presión arterial. La alegría fortalece el sistema inmunológico. Cada verdad espiritual termina convirtiéndose en un descubrimiento científico. Tú eres la prueba viviente de ello.

El mundo que percibes está filtrado por tu estado interior. Cuando te sientes equilibrado, la vida parece equilibrada. Cuando te sientes caótico, la vida refleja ese caos. Para sanar tu mundo, primero sana tu paisaje interior. A medida que tu cerebro comienza a operar en coherencia, tus relaciones, oportunidades e incluso tus circunstancias comienzan a cambiar. Atraes armonía porque la irradias. Ese es el poder más profundo del cerebro que se sana a sí mismo: no solo restaura tu salud, también transforma tu realidad.

Piensa en ti mismo como estudiante y maestro de este proceso. Tu vida, a partir de ahora, es el aula. Cada desafío es una invitación a practicar lo que has aprendido: respirar en lugar de reaccionar, observar en lugar de juzgar, crear en lugar de colapsar. Cada vez que respondes con conciencia, refuerzas la identidad de un sanador — no solo para ti, sino también para quienes te rodean. Tu paz se vuelve contagiosa. Tu presencia se convierte en medicina para los demás.

Habrá momentos en los que regresen viejos hábitos, en los que el miedo reaparezca o el estrés parezca más fuerte que la fe. En esos momentos, no resistas. Simplemente recuerda: la mente aprende a través de la repetición, y la repetición siempre conduce al dominio. Regresa a tu respiración. Vuelve a tu gratitud. Reaviva tu visualización. Tu práctica de sanación es como la marea del océano: siempre está lista para volver a subir. Lo único que importa es tu regreso.

Un día, quizá sin darte cuenta, despertarás y descubrirás que ya no estás intentando sanar — simplemente estás viviendo en armonía con la vida misma. Tu cerebro ya no correrá entre el pasado y el futuro; descansará en el pulso constante del momento presente. Respirarás, te moverás y pensarás con facilidad. Te sentirás conectado — con tu cuerpo, con los demás y con algo mucho más grande. Entonces comprenderás que sanar nunca se trató de convertirte en alguien nuevo. Se trataba de recordar quién siempre has sido: completo, capaz y pleno.

El cerebro que se sana a sí mismo no es una teoría. Eres tú. Es cada elección que haces para alinearte con la paz, cada respiración que tomas con conciencia, cada pensamiento que transformas con amor. No eres solo el resultado de tu biología — eres quien la dirige. El cerebro sigue tu dirección. El cuerpo sigue tu emoción. La vida sigue tu enfoque. Y a partir de ahora, tu enfoque es la creación, no la supervivencia.

Así que, al cerrar este libro, toma una respiración profunda y consciente.
Inhala posibilidad.
Exhala el pasado.

Di en silencio para ti mismo:

“Yo soy mi propia medicina.”

Y sabe, sin ninguna duda, que tu cerebro – tu milagroso y siempre sanador cerebro – te ha escuchado y pasará el resto de tu vida demostrándolo.

www.ingramcontent.com/pod-product-compliance
Lightning Source LLC
LaVergne TN
LVHW010829051026
849532LV00007B/2654
* 9 7 9 8 3 4 9 2 1 4 5 7 8 *